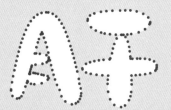 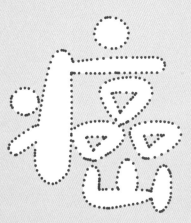

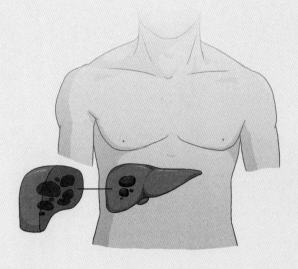

·季加孚·　·张 宁·
总主编　执行总主编

肿瘤科普百科丛书

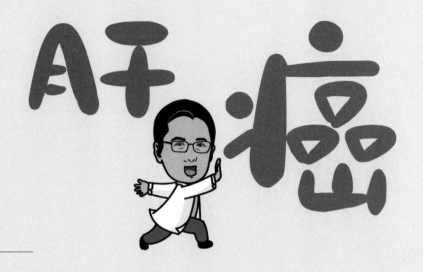

主　编　邢宝才

副主编　王 崑

编　者（按姓氏笔画排序）

王 崑	北京大学肿瘤医院	刘 伟	北京大学肿瘤医院
王立军	北京大学肿瘤医院	刘 铭	北京大学肿瘤医院
王言焱	北京大学肿瘤医院	闫晓峦	北京大学肿瘤医院
王宏伟	北京大学肿瘤医院	陈凤麟	北京大学肿瘤医院
包 全	北京大学肿瘤医院	金克敏	北京大学肿瘤医院
邢宝才	北京大学肿瘤医院	徐 达	北京大学肿瘤医院

秘　书　王言焱　北京大学肿瘤医院

人民卫生出版社
·北 京·

《肿瘤科普百科丛书》编写委员会

总　主　编　季加孚

执行总主编　张　宁

编　　　委（按姓氏笔画排序）

王建六　北京大学人民医院

邢宝才　北京大学肿瘤医院

朱　军　北京大学肿瘤医院

江　涛　首都医科大学附属北京天坛医院

李学松　北京大学第一医院

杨　跃　北京大学肿瘤医院

步召德　北京大学肿瘤医院

吴　楠　北京大学肿瘤医院

张　宁　首都医科大学附属北京安贞医院

张　彬　北京大学肿瘤医院

张晓辉　北京大学人民医院

林天歆　中山大学孙逸仙纪念医院

欧阳涛　北京大学肿瘤医院

季加孚　北京大学肿瘤医院

郑　虹　北京大学肿瘤医院

郝纯毅　北京大学肿瘤医院

徐万海　哈尔滨医科大学附属第四医院

高雨农　北京大学肿瘤医院

曹　勇　首都医科大学附属北京天坛医院

樊征夫　北京大学肿瘤医院

序

　　健康是促进人全面发展的必然要求，是经济社会发展的基础条件，是民族昌盛和国家富强的重要标志。人们常把健康比作 1，事业、家庭、名誉、财富等就是1 后面的 0，人生圆满全系于 1 的稳固。目前我国卫生健康事业长足发展，居民主要健康指标总体优于其他中高收入国家平均水平，健康中国占据着优先发展的战略地位。但随着工业化、城镇化、人口老龄化进程加快，中国居民生产生活方式和疾病谱不断发生变化。心脑血管疾病、癌症、慢性呼吸系统疾病、糖尿病等慢性非传染性疾病导致的死亡人数占总死亡人数的 88%，这些疾病负担占疾病总负担的 70% 以上。了解防控和初步处理这些疾病的知识，毋庸置疑，会降低这些疾病的发生率和死亡率，会降低由这些疾病导致的巨大负担。

　　我国人口众多，人均受教育水平较低，公众的健康素养存在很大的城乡差别、地区差别、职业差别，因此公众整体的健康素养水平较低。居民健康知识知晓率低，吸烟、过量饮酒、缺乏锻炼、不合理膳食等不健康生活方式比较普遍，由此引起的疾病问题日益突出。《"健康中国 2030"规划纲要》中指出，需要坚持预防为主，深入开展爱国卫生运动，倡导健康文明生活方式，预防控制重大疾病。这是健康中国战略的重要一环，需要将医学知识、健康知识用公众易于理解、接受和参与的方式进行普及。这种普及必须运用社会化、群众化和经常化的科普方式，充分利用现代社会的多种信息传播媒体，不失时机地广泛渗透到各种社会活动之中，才能更有效地助力健康中国战略。

　　据统计，中国每天有 1 万人确诊癌症，癌症是影响人民身体健康的重要杀手之一。在众多活跃于肿瘤临床一线、热衷于为人民健康付出的专家们的支持和努力下，通过多次研讨，我们撰写了这套《肿瘤科普百科丛书》，它涵盖了我国最常见的肿瘤。我们在吸取类似科普读物优点的基础上，不单纯以疾病分类为纲要介绍，还以患者对不同疾病最关心的问题为中心进行介绍。同时辅以更加通俗的语言和图画，描述一个器官相关的健康、保健知识，不但可以使"白丁"启蒙，还可以使初步了解癌症知识的人提高水平。

最后，在此我衷心感谢每一位主编和编委的支持和努力，感谢每位专家在繁忙的工作之余，仍然为使患者最终获益的共同目标而努力，也希望该丛书能够助力健康中国行动。

季加孚

北京大学肿瘤医院　北京市肿瘤防治研究所

2022 年 4 月

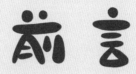

前 言

　　病因预防对于降低肝癌发病率起着至关重要的作用。我国肝癌的主要病因是乙型肝炎病毒感染，80%以上的肝癌患者合并有乙型肝炎。随着乙肝疫苗的普及，我国5岁以下年龄儿童的乙肝表面抗原的阳性率已经降至1%。加之乙肝抗病毒药物的广泛使用，近年来，我国肝癌的发病率已出现逐年降低的趋势。

　　我国70%以上的肝癌患者在确诊时已是中晚期，这也是我国肝癌患者整体生存率较低的主要原因之一。因此，提高普通民众对肝癌的认识，对肝癌高危人群进行定期筛查，做到早发现、早诊断、早治疗，这对提高我国肝癌患者总体的生存率具有重要意义。

　　为了提高普通民众对肝癌的认识，北京大学肿瘤医院肝胆外一科团队编写了这本肝癌科普书。本书以通俗的语言从肝癌的病因、危害、预防、早期发现、诊断分期、治疗以及预后等七个方面进行了详细介绍。为了方便读者理解，本书还使用了较多漫画类型的插图。对于想了解肝癌防治知识的大众来说，本书是一本比较全面的肝癌科普书。

　　临床中，很多肝癌患者和家属在肝癌的治疗、预后、饮食等方面会有各种各样的问题，本书以问答的形式，对于临床中患者和家属经常问到的问题进行了总结和详细的解答，希望本书能够回答大家的疑惑。

邢宝才

北京大学肿瘤医院

2022年4月

目 录

一、肝癌的概述

肝癌是发生在肝脏的恶性肿瘤。肝癌可分为原发性和转移性两大类。原发性肝癌的肿瘤原发部位在肝脏，源于恶变的肝细胞或者肝内胆管上皮细胞。如果是其他部位原发的肿瘤，通过血液、淋巴等途径转移到肝脏，我们称之为转移性肝癌。通常所说的肝癌指的是原发性肝癌。

原发性肝癌简称"肝癌"，根据病理组织学类型可分为肝细胞癌、肝内胆管细胞癌和肝细胞与胆管细胞混合型肝癌。其中肝细胞癌最多见，占90%以上。

我国是肝癌的高发地区，肝癌的发病率和死亡率均明显高于全球平均水平。肝癌不仅危害居民健康，还给家庭、社会和国家带来沉重的经济负担，已成为一个亟待解决的公共卫生问题。

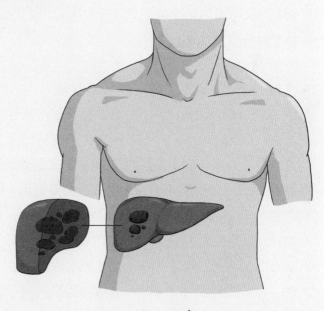

图1　肝癌

（一）肝癌的发病情况

1. 肝癌的发病率高吗

肝癌是一种常见的恶性肿瘤。根据全球恶性肿瘤状况报告（2018），全球每年肝癌的新发病例有84.1万人，居于恶性肿瘤的第6位，死亡78.2万人，居于恶性肿瘤的第2位。

我国是肝癌的高发地区，发病率为26.9/10万，也就是每10万人中约有27例肝癌患者。根据国家癌症中心的登记数据,我国 2015 年肝癌的新发病例数为 37.0 万人,占全部恶性肿瘤发病的 9.42%,居于常见恶性肿瘤第 4 位;因肝癌死亡的人数为 32.6 万,居于恶性肿瘤致死病因的第 2 位。

我国肝癌发病的地理分布有以下特点:东南地区高于西北地区,沿海高于内陆。广西的扶绥和江苏的启东是我国肝癌发病率最高的两个地区。

2. 肝癌的发病跟年龄有关系吗

肝癌可以发生在任何年龄,但是肝癌的发病率是随年龄增长而逐渐增加的。30 岁以下人群的发病率比较低,30 岁及以上人群发病率开始快速升高,80~85 岁发病率达到高峰,为 124.7/10 万。我国肝癌发病人群主要集中在 40~60 岁这个年龄段。

3. 为什么肝癌患者男性多于女性

在全球范围内,肝癌的发病率存在显著的性别差异,男性的发病率和患者数量要远远大于女性。我国也是如此,肝癌男性的发病率和每年新发病例人数均为女性的 3 倍左右。男性肝癌发病率高与男性的乙肝病毒感染率高和喝酒有很大关系。2018 年的一项调查结果显示,中国的慢性乙型肝炎患者中,约有 74% 为男性。2015 年,在全球范围内,由乙肝导致的肝癌男性患者有 20.3 万例,而女性仅是这个数字的 1/3,共 7 万例;酒精导致的肝癌在男性中的数字相似,有 20.4 万例,而酒精导致的肝癌女性患者数量比乙肝病毒感染更少,只有 4.5 万例。此外,由于雌激素对肝癌的一些致病因素具有一定的抵抗作用,这可能也是女性肝癌发病率低的原因之一。

4. 目前肝癌的发病率有下降趋势吗

对全球范围而言,肝癌的发病率仍呈现上升趋势。1990—2015 年,全球肝癌发病率增长了 75%。根据目前这种趋势,预测到 2040 年,全球肝癌新发病例将增长 62%,由目前的 84.1 万人增长到 136.2 万人;死亡率将增长 64%,由目前的 78.2 万人增长到 128.4 万人。

肝癌发病率的变化趋势存在明显的地区差异。在高收入国家,包括美国、加拿大、澳大利亚、新西兰和大多数欧洲国家,1990—2015 年,肝癌发病率增长超过 100%。这些国家肝癌发病率的增长主要源于非酒精性脂肪性肝病和酒精性肝病患者人数增多。

　　而在我国，由于乙肝疫苗的接种、卫生环境的改善，近年来我国肝癌的发病率和死亡率呈现下降趋势。据预测，到 2030 年，我国肝癌的发病率将比 2005 年下降 22.1%。但是，由于我国人口基数大，人口老龄化现象严重，肝癌疾病负担仍然十分严重。

（二）肝癌的病因

1. 导致肝癌的原因是什么

　　目前，肝癌的病因和发病机制尚未完全明确。根据相关调查研究发现，主要有以下几大原因：

　　（1）肝硬化：绝大多数肝癌发生在慢性肝病的背景下，各种原因引起的肝硬化是肝癌发生的主要危险因素。在我国，80% 以上的肝癌患者有肝硬化基础。

　　（2）肝炎病毒感染：肝炎病毒感染是目前较为明确导致肝癌的主要原因。与肝癌有关的肝炎病毒主要有乙型、丙型和丁型肝炎病毒三种。慢性乙型肝炎是导致我国肝癌患者发病的主要原因，我国 80% 以上的肝癌患者合并有乙肝病毒感染。我国肝癌患者丙肝病毒的感染率较低，约 10% 左右。与我国相反，在日本和欧美国家，肝癌患者主要以丙肝为主，乙肝合并率较低。在日本，70% 以上肝癌患者合并丙肝病毒感染，主要与输血有关。此外，在俄罗斯肝癌患者中，丁型肝炎病毒的感染率高达 81%。

　　（3）黄曲霉毒素：主要是黄曲霉毒素 B_1。黄曲霉毒素是我国肝癌发病的主要原因之一。一项全球调查显示，黄曲霉毒素在 4.6%~28.2% 的肝癌病例中起决定性作用，尤其在中国等发展中国家。流行病学研究发现，黄曲霉毒素污染分布与肝癌高发地区分布的位置几乎重合。我国的一些肝癌高发区是气候潮湿的省份，针对福建、江苏、广东、广西等地区的居民的水源、食品调查，结果显示均存在程度各异的黄曲霉毒素污染。肝癌高发地区粮食被黄曲霉菌及其毒素污染的程度也高于其他地区。

　　（4）过量饮酒：生活中绝大多数的男性为应酬都会喝酒。酒精在人体内的分解代谢主要靠肝脏。但长期酗酒，过多的酒精不仅会增加肝脏代谢负担，甚至会引发肝病，让肝癌有机可乘。在全球范围内，30% 的肝癌发生与过量饮酒有关。

特别是在东欧地区，数据显示该地区 53% 的肝癌发病是由过量饮酒引起。

（5）非酒精性脂肪性肝病：越来越多的证据表明，非酒精性脂肪性肝病可导致肝癌的发生。在世界范围内，由因非酒精性脂肪性肝病导致的肝癌越来越多。据预测，2030 年，美国由非酒精性脂肪性肝病导致的肝癌病例将比 2016 年增加122%。随着肥胖、高血糖、高血脂患者的增多，由非酒精性脂肪性肝病导致的肝癌将是未来肝癌发病率增加的主要原因之一。

（6）其他因素：糖尿病和肥胖也是肝癌发生的重要风险因素。国外的研究显示欧洲 16% 的肝癌可能是由肥胖导致。此外，水源污染、肝吸虫感染、亚硝胺等致癌物质长期摄入、遗传等因素可能也与肝癌的发病有关。

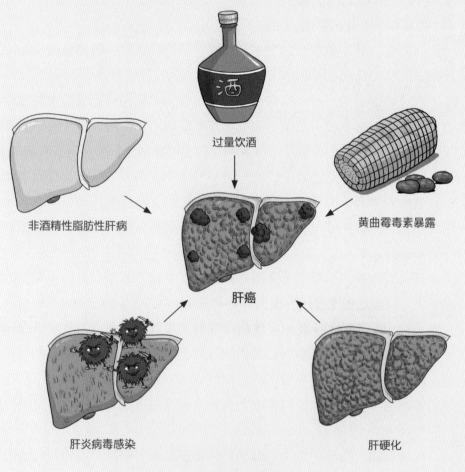

图 2 肝癌的病因

2. 什么是肝硬化

肝硬化是临床常见的慢性进行性肝病。某些因素（如：肝炎病毒、酒精、毒素等）长期或反复作用于肝脏，可导致大量肝细胞坏死。残存的肝细胞就会出现结节性再生、结缔组织增生，导致肝脏结构被破坏，逐渐变形、变硬，最终发展为肝硬化。正常的肝脏像嘴唇般柔软且富有弹性，而硬化后的肝脏就像额头一样坚硬且没有弹性，大小也会变成正常肝脏的 2/3 左右。硬化的肝脏表面有硬化结节，如果硬化结节不受控制地长大，就会形成肝癌。"肝炎→肝硬化→肝癌"的过程，被称为肝癌"三部曲"。

除了增加肝癌风险，肝硬化患者常伴胃食管静脉曲张，引发上消化道出血。肝硬化患者大出血是最常见也是非常严重的并发症。肝硬化患者曲张的胃食管静脉破裂后，可引起大出血导致出血性休克，死亡率很高。若发生呕血时，血液误吸进了呼吸道，呼吸道发生痉挛，可立即造成窒息。

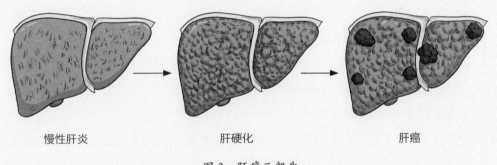

慢性肝炎　　　　　　　　　肝硬化　　　　　　　　　　肝癌

图 3　肝癌三部曲

3. 哪些原因会导致肝硬化

（1）慢性病毒性肝炎：慢性病毒性肝炎是我国肝硬化发生的主要原因，有数据显示，约 60%~80% 的肝硬化由慢性病毒性肝炎发展而来，特别是乙肝和丙肝。免疫系统在清除乙肝或丙肝病毒的同时，必然会伤及肝细胞，可诱发肝炎。如果肝炎反复发作，就会让肝细胞持续受到损伤，并生成纤维组织进行修复。而一旦纤维组织累积过多，就可能引起肝硬化。相比之下，丙肝起病隐匿、慢性率高、潜伏期长，其进展为肝硬化的风险更高。

（2）酒精性肝病：饮酒后，乙醇可直接进入人体血液循环，被体内的乙醇脱氢酶氧化分解，生成对人体肝脏有极大毒性的乙醛。长期饮酒或短期内大量饮酒，可引起酒精性肝炎，使肝细胞反复发生脂肪变性、坏死和再生，最终可能导致肝硬化。

（3）非酒精性脂肪性肝病：非酒精性脂肪肝是导致肝硬化的又一大常见因素。近年来，随着肥胖、糖尿病、高甘油三酯血症等患者的增多，非酒精性脂肪肝的发病率也呈上升趋势。当脂肪在肝细胞中越积越多，就会影响肝细胞内环境，诱发炎症。若不及时干预，就会使肝脏反复发生"炎症 - 修复"的过程，生成大量纤维组织，最终导致肝硬化。数据表明，约20%的非酒精性脂肪性肝炎可发展为肝硬化。

（4）药物或化工毒物："是药三分毒"，肝脏作为"解毒器官"，会参与药物代谢，分解有毒物质。长期服用某些药物，如异烟肼、辛可芬、四环素等，可能诱发药物性肝炎，增加肝硬化发生风险。用药一定要遵医嘱，必要时需配合肝功能检查。长期接触四氯化碳、砷、黄磷等工业毒物，可能导致中毒性肝炎，诱发肝硬化。

4. 肝硬化患者都会得肝癌吗

当然不是。据估计，1/3 的肝硬化患者在其一生中会发展为肝癌。在长期随访研究中，学者发现肝硬化患者每年肝癌的发生率为 1%~8%。其中乙肝肝硬化患者每年肝癌的发生率为 2%，而丙肝肝硬化患者每年肝癌的发生率为 8%。肝癌在酒精相关肝硬化和非酒精性脂肪性肝炎相关肝硬化患者中的发病率比病毒性肝炎肝硬化患者要低，但这些患者每年肝癌的发生率仍大于 1.5%。

由于肝硬化距离肝癌的发生仅一步之遥，因此，要想降低肝癌的发生风险，肝硬化患者一定要到正规医院积极治疗。肝硬化患者首先要明确肝硬化的病因。是因为肝炎病毒感染，还是由于长期酗酒等其他因素？明确肝硬化的病因以后，应该积极地去除和治疗病因，比如戒酒、抗病毒治疗等。通过去除病因和长期的护肝治疗，不仅可以大大降低肝硬化患者肝癌的发生风险，部分患者的肝硬化也可以得到逆转。

5. 什么是非酒精性脂肪性肝病

非酒精性脂肪性肝病是全球最常见的一种肝脏疾病，我国成人发病率约为 20.9%。非酒精性脂肪性肝病包括非酒精性脂肪肝和非酒精性脂肪性肝炎。非酒精性脂肪性肝炎是该疾病的一种较严重类型，患者人数约占该疾病的

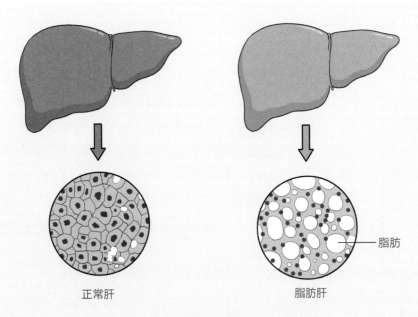

正常肝   脂肪肝

图 4　脂肪肝

20%。非酒精性脂肪性肝炎的主要特征是肝脏中储存的脂肪过多，引起肝脏发生炎症反应，可导致肝硬化、肝癌或肝衰竭，这种损害类似于大量饮酒造成的肝脏损害，老年人、糖尿病患者和腹型肥胖（体内脂肪集中在腹部）的人，均属于高危人群。

非酒精性脂肪性肝炎病因较多，超重或肥胖、胰岛素抵抗、高血糖、血液中脂肪特别是甘油三酯含量较高等，均可引起该疾病。非酒精性脂肪性肝炎在早期是非常隐匿的，通常不会出现体征和症状，到后期或发展成为肝硬化后，常见的表现主要有腹部膨隆或膨大（腹水）、蜘蛛样红痣、脾大、手掌发红、皮肤和眼睛发黄（黄疸）。

需要注意的是，非酒精性脂肪性肝病并非胖人专属，瘦人同样可能患病。在体重指数正常的成年人中，约10%会患上非酒精性脂肪性肝病。而且最新的研究表明，瘦人脂肪肝患者发展成肝硬化的风险可能更高。

对于非酒精性脂肪性肝病的预防，可以通过以下几点：健康饮食，选择富含水果、蔬菜和全谷物的食物；保持健康的体重，如果超重或肥胖，应减少每天摄入的热量并多做运动，如果当前体重健康，应通过选择健康的饮食和运动来保持体重；运动，特别是长期规律的运动，有助于减轻、控制体重，从而减少肝脏中的脂肪堆积。

6. 什么是黄曲霉毒素

黄曲霉毒素是由黄曲霉菌产生的。各种粮油食品、动植物油食品如玉米、花生、大豆等，在湿热的天气时，就容易发霉，出现的绿色的绒毛状东西，就是黄曲霉菌。许多霉变的食物里都含有黄曲霉毒素这种致癌物质，尤其是花生、玉米，一旦发现有霉变，千万不要舍不得扔。天然污染的食物中，黄曲霉毒素 B_1 型最常见，毒性也最强，是目前已知最强的化学致癌物之一。其毒性是氰化钾的 10 倍，是砒霜的 68 倍。1993 年，世界卫生组织（WHO）的癌症研究机构将黄曲霉毒素 B_1 型划定为 I 类致癌物。它主要会损害肝脏，发生肝炎、肝硬化、肝坏死等，临床表现有胃部不适、食欲减退、恶心、呕吐、腹胀及肝区触痛等；严重者出现水肿、昏迷，以至抽搐而死。

黄曲霉毒素微溶于水，易溶于油脂和氯仿、甲醇等某些有机溶剂。黄曲霉毒素在 100℃ 的环境下可存在 20 小时，并不被破坏，在 280℃ 高温下才裂解，所以在通常的烹调条件下黄曲霉毒素不易被破坏。黄曲霉毒素在酸性条件下比较稳定，但是在碱性条件下可被破坏从而失去毒性。

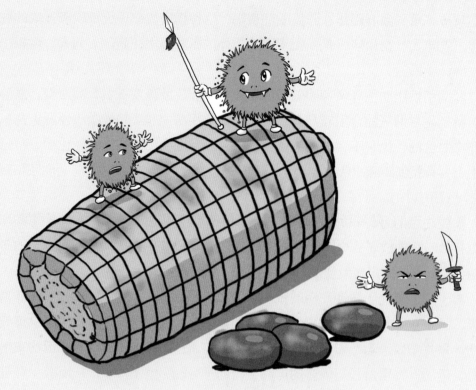

图 5 黄曲霉毒素

黄曲霉毒素除了诱发肝癌以外，也可诱发胃癌、肾癌、泪腺癌、直肠癌、乳腺癌、卵巢和小肠等部位的肿瘤，以及畸形胎儿。

7. 为什么我国因黄曲霉毒素导致的肝癌很多

黄曲霉毒素污染是我国的主要肝癌风险因素之一，也见于一些东南亚国家，但其他国家相对较少。这并非人种差异，而是受到气候和环境因素影响。首先，黄曲霉菌适宜于高温、高湿的环境中生长繁殖，因此这种污染在温暖和热带国家更为常见。在生活习惯上，很多人有勤俭节约的习惯，食品发霉了也舍不得扔掉，这种霉变食物中黄曲霉毒素的含量往往很高。此外，在饮食习惯方面，大部分中国传统食品都是经发酵或腌制制成的，这些加工方式使食品更容易被黄曲霉毒素污染。上述因素造成中国居民要比其他国家的居民更容易摄入黄曲霉毒素。

由于我国乙肝患者较多，很多肝癌的发生是由黄曲霉毒素和乙肝病毒同时作用导致的。黄曲霉毒素暴露是乙肝病毒感染的重要协同促癌因素，增加乙肝病毒感染者患肝癌的风险。在江苏启东的研究已表明，黄曲霉毒素的高暴露使乙肝病毒感染人群的肝癌发生风险增加3.5倍。即使是中等程度黄曲霉毒素的暴露，也会使乙肝病毒感染者患肝癌的风险增加2倍。由于20世纪70年代我国尚无乙肝疫苗，江苏启东当地政府在了解到黄曲霉毒素的危害后，随即加强了降低黄曲霉毒素污染的相关措施。由此，青壮年人群中肝癌的发病率有了明显的下降。

8. 现在生活条件好了，没人吃发霉食物了，还会因黄曲霉毒素得肝癌吗

近年来，随着新生儿接种乙肝疫苗的推广和粮油食品中黄曲霉毒素的严格控制，我国青壮年肝癌发病率已发生了显著降低。但最新的研究表明，在中国仍有约10%的肝癌患者基因组中存在由黄曲霉毒素导致的特征性突变谱，其致癌性不容忽视。黄曲霉毒素毒性太强、潜伏范围广，稍不注意就会"中招"。所以进一步加强黄曲霉毒素污染的防治仍不可懈怠。

无声潜伏的黄曲霉毒素，离我们的生活并不远。它不仅会存在于霉变食物中，还会潜藏在厨房案板、餐具上。如果向奶牛喂食了被污染的饲料，其产出的牛奶中便含有黄曲霉毒素，即使经过灭菌也很难将其去除。鉴于黄曲霉毒素的广泛存

在和严重危害，除了消除粮油食品中的黄曲霉毒素污染，我们在日常生活中也应该积极防范黄曲霉毒素的暴露。

9. 如何远离黄曲霉毒素

（1）勤洗手：除了食物，生活中很多东西都有可能被黄曲霉毒素污染，勤洗手是远离黄曲霉毒素最基本的做法。

（2）丢掉发霉的东西，不吃发霉食物：导致发霉的不一定是黄曲霉毒素，但很多霉菌都会对身体有害，所以要坚决丢掉。烹饪前要将霉烂、长毛的玉米、花生、豆类等及时剔除。不要食用霉变的花生、瓜子、核桃等。大米中黄曲霉毒素主要分布于米粒表层，淘米时用手搓洗三四遍可除去80%的黄曲霉毒素。

（3）不囤食物，不迷信手工土法制品：避免黄曲霉毒素最有效的方法就是斩断源头，防止食物霉变产生黄曲霉毒素。购买食物时，如果发现包装不清洁、已破损就不要买；购买坚果时应尽量选择小包装。不要迷信所谓天然手工土法制品，因为工艺水平不够不能去除里面的毒性物质。

（4）木质厨房用品勤洗勤换：木筷子半年或一年换1次，也可以换用不锈钢筷子。定期对砧板进行彻底清洗；用完之后清洗干净、擦干，放在通风干燥处，发现裂痕或霉斑尽快换新的。保持厨房餐具和厨具的洁净和干燥，这样可防止黄曲霉毒素的滋生。

10. 亚硝胺类物质的危害

硝酸盐和亚硝酸盐可与体内仲胺（蛋白质分解物质）结合形成一种强致癌物——亚硝胺。值得注意的是，在各种肉制品中均含有较高的亚硝胺，如：咸肉中亚硝胺含量为0.4~7.6μg/kg，熏肉为0.3~6.5μg/kg，炸五香鱼罐头为33.4μg/kg，咸鲱鱼为40~100μg/kg，日本干鱿鱼为300μg/kg。硝酸盐和亚硝酸盐的每日允许摄入量分别为5mg/kg体重和0.2mg/kg体重，若长期大量摄入肉制品会亚硝胺过量，导致肝癌等癌症的发生。

11. 日常生活中如何减少亚硝胺类物质的影响

降低亚硝酸盐对人体的伤害，培养科学的食品消费和饮食习惯是必要的方法。

（1）不吃霉变、隔夜剩菜、尽量购买新鲜蔬菜：从营养角度来说，新鲜蔬菜的营养成分损失较少；从安全角度看，新鲜蔬菜的亚硝酸盐含量较低。另外，蔬菜烹调时也要现整理、现洗、现切、现炒、现吃。

（2）不吃未发酵好的酸菜：腌渍酸菜 6 天时亚硝酸盐含量升至最高，随后逐渐下降，20 天后，基本彻底分解，所以，酸菜最好腌制 1 个月后再食用。在腌渍中，可在每千克腌菜中加 400mg 的维生素 C，以阻断亚硝酸盐形成亚硝胺。

（3）加工泡菜时用人工发酵代替自然发酵：人工发酵泡菜与自然发酵比，可以加快发酵速率，缩短发酵时间。乳酸的大量产生可抑制杂菌感染，使泡菜成品率提高，并且可以改善泡菜的风味，提高泡菜菌种品质。

（4）蔬菜烹调前多浸泡：亚硝酸盐溶于水，蔬菜特别是酸菜在烹调前多清洗，多浸泡。随着换水次数增加、浸泡时间延长，酸菜中亚硝酸盐含量明显降低。

（5）不饮用含有大量亚硝酸盐的 6 种水：在炉灶上烧了一整夜或放置了 1~2 天不冷不热的温吞水，自动热水器中隔夜重煮的开水或经过反复煮沸的残留开水，盛在保温瓶中已非当天的水，蒸过馒头、饭、肉等食物的蒸锅水，有苦味的井水。以上 6 种水中亚硝酸盐的含量比较高，不宜饮用。

12. 水源污染会导致肝癌吗

随着中国水体的富营养化程度逐渐加剧，蓝藻水华和赤潮的发生逐渐增加。80% 的蓝藻水华都可以检测出次生代谢产物——微囊藻毒素，它对水体环境和人群健康的危害已成为全球关注的重大环境问题之一。微囊藻毒素是一类具有生物活性的环状七肽化合物，为分布最广泛的肝毒素。主要由淡水藻类铜绿微囊藻产生。它能够强烈抑制蛋白磷酸酶的活性，还是强烈的肝脏肿瘤促进剂。肝脏是微囊藻毒素主要的靶器官，急性中毒主要表现为肝大、淤血、肝体比重增加，肝脏细胞被破坏，肝脏出血坏死。对于人类健康，微囊藻毒素具有很大危害性。人们在洗澡、游泳及其他水上休闲和运动时，皮肤接触含藻毒素水体可引起敏感部位（如眼睛）和皮肤过敏；少量喝入可引起急性肠胃炎；长期饮用则可能引发肝癌。已发现饮水中微量微囊藻毒素与人群中肝癌的发病率有很大相关性。

13. 肝癌会遗传吗

肝癌不会遗传。但是，流行病学结果显示，肝癌具有明显的家族聚集性，遗传和环境因素均导致肝癌的家族聚集性。肝癌的家族聚集性倾向可以从以下几个方面考虑：

（1）肝炎病毒的水平传播：肝炎患者的家庭成员接触极为密切，如有一个感染乙肝病毒，很容易在不知不觉中殃及其他人。此种情况也说明肝癌的家族倾向不能归咎于肝癌的遗传。

（2）乙型肝炎病毒的垂直传播：遭受乙肝病毒感染并成为长期病毒携带者的母亲，在分娩时或分娩后可能将病毒传染给新生儿。由于新生儿免疫功能尚未健全，不能有效地清除病毒而形成持续感染，以致发生慢性肝炎、肝硬化，最后演变为肝癌，这种情况常会被误认为是肝癌的遗传。

（3）一家人之间饮食习惯、生活方式等基本相同，大家接触致癌因素的机会也基本相等，就会导致多个人同时或先后患肝癌。

（三）肝癌的高危人群

哪些人是肝癌发病的高危人群？

（1）具有乙型肝炎病毒和/或丙型肝炎病毒感染。

（2）过度饮酒。

（3）非酒精性脂肪性肝炎。

（4）长期食用被黄曲霉毒素污染的食物。

（5）各种其他原因引起的肝硬化。

（6）有肝癌家族史人群。

对于有以上风险因素的人群，特别是 40 岁以上的男性，应借助肝脏超声检查和血清甲胎蛋白（alpha-fetoprotein，AFP）检测进行肝癌早期筛查，建议至少每隔 6 个月检查 1 次。

（王言焱）

二、肝癌的危害

肝癌最大的危害是缩短患者的寿命。我国大部分肝癌患者在确诊时已处于中晚期，导致我国肝癌患者整体的生存期仅有 2 年左右。除了影响患者寿命，中晚期或肿瘤较大的肝癌患者会出现右上腹疼痛、乏力、消瘦、进食差、腹胀、黄疸等不适。由于肝癌患者常常合并慢性肝病和肝硬化，随着患者肝功能的变差，还会引起腹水、脾大、脾功能亢进、上消化道出血、凝血功能不全等一系列问题。

（一）肝癌患者的临床表现

1. 肝癌患者的典型症状有哪些

（1）肝区疼痛：这是最常见、最主要的临床症状。疼痛多为持续性隐痛、钝痛、胀痛或刺痛，以夜间或劳累后明显。肝区疼痛是由于肿瘤迅速增大使肝包膜张力增加，或包膜下癌结节破裂，或肝癌结节破裂出血。肝区疼痛部位与病变部位有密切关系。病变位于肝右叶，可表现为右季肋区痛；位于肝左叶则表现为胃胀痛；如果位于膈顶后部，疼痛可放射到肩部和腰背部。如突然发生剧痛，且伴有休克等表现，多为癌结节破裂大出血所致。

（2）食欲缺乏、恶心、呕吐：常由肝功能损害、肿瘤压迫胃肠道所致，其中以食欲缺乏为常见症状，病情越严重，症状越明显。

（3）腹胀：由肿瘤巨大，腹水以及肝功能障碍引起。腹胀以上腹部明显，特别在进食后和下午，腹胀加重。患者常自行减食以图减轻症状，也常被误认为消化不良而未引起重视，延误诊治。

（4）乏力、消瘦：由恶性肿瘤的代谢、消耗过大和进食少等原因引起。早期可能不明显，随着病情的发展日益加重，体重也日渐下降，晚期极度消瘦、贫血、衰竭，呈恶病质。少数病情发展较慢的肝癌患者经休息和支持治疗后，也可能出现暂时体重回升的情况。

（5）腹泻：主要因肝功能不同程度的损害导致消化吸收能力减退，也可由肝癌细胞转移形成门静脉癌栓所致。虽然此症状并不十分常见，有时也可作为肝癌的首发症状，常被误认为胃肠道感染而误诊。腹泻可不伴腹痛，一般进食后即腹泻，大便多为不消化的食物残渣，常无脓血，消炎药物不能控制。病情严重时，每天大便十余次，可使病情迅速恶化。

（6）发热：由肿瘤组织坏死、代谢产物增多以及肿瘤压迫胆管合并胆管炎引起。无感染者称为癌热，多不伴寒战。不明原因低热是肝癌的一个常见症状，体温一般为 37.5~38℃，但炎症性弥漫性肝癌多有高热，体温可达 39℃ 以上，易被误诊为肝脓肿，应用抗生素治疗往往无效，而用吲哚美辛（消炎痛）可以退热。

（7）呕血、黑便：呕血主要因为肝癌合并肝硬化，门静脉高压引起食管下段 - 胃底静脉曲张破裂和急性胃黏膜病变。黑便则多由门脉高压性胃病或消化性溃疡引起。由于肝功能损害，凝血功能下降导致的消化道出血少见。

（8）转移症状：肝癌可转移至肺、骨、胸膜、胃肠及淋巴结等。根据转移的部位可引起相应的症状，如肺转移可出现胸痛、咯血等，骨转移可出现局部疼痛和病理性骨折等。

（9）临床上可出现少数极易误诊的症状：部分患者肝脏不大，且肝癌包膜下癌结节破裂的临床表现酷似胆囊炎，亦有因右肝癌结节破裂口较小，少量血液缓慢流至右下腹而误诊为阑尾炎。

（10）其他症状：尚有出血倾向，如牙龈、鼻出血，均与肝功能受损，凝血机制障碍及脾功能亢进有关。

2. 肝癌患者的常见体征有哪些

（1）肝大：为中晚期肝癌的主要体征，最为常见。多在肋缘下被触及，呈局限性隆起，质地坚硬。

（2）脾大：常为合并肝硬化所致。肿瘤压迫或门静脉、脾静脉内癌栓也能引起瘀血性脾大。

（3）腹水：为草黄色或血性，多数是由在肝硬化的基础上合并门静脉或肝静脉癌栓所致。肝癌浸润腹膜也是腹水的常见原因。

（4）黄疸：多为晚期征象，以弥漫型肝癌或胆管细胞癌为常见。

（5）其他：肝区可出现血管杂音，肝区摩擦音提示肿瘤侵及肝包膜，肝外转移时则有转移部位的相应体征。

3. 肝癌患者为什么出现腹水

肝癌的患者多合并肝硬化，其腹水的形成原因主要包括以下方面：①肝癌患者本身合并肝硬化或癌瘤在肝内增殖导致肝功能严重损害，血浆白蛋白减少，血浆渗透压降低，血液渗透进入腹腔；②肝癌进展癌细胞随着血流进入门静脉，形成癌栓，造成血液回流受阻，使门静脉压力增高，门静脉系统的毛细血管内流体静水压增高，毛细血管渗透性也增加，因此门静脉血中的水、电解质及一部分蛋白进入腹腔形成腹水；③癌瘤浸润腹膜产生炎症渗液等出现腹水；④癌肿在腹腔内生长压迫肝静脉、下腔静脉使回流受阻导致腹水形成。

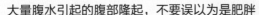

大量腹水引起的腹部隆起，不要误以为是肥胖

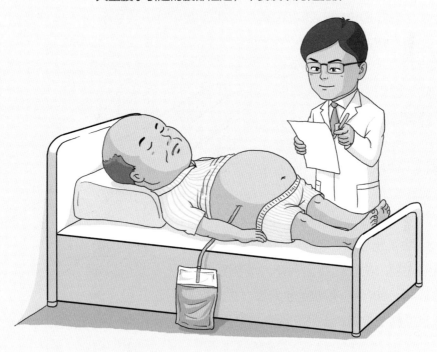

图 6 腹水

4. 肝癌患者腹水的颜色有哪些

肝癌患者的腹水通过腹腔穿刺取得标本从外观上讲可分为三类：①清亮的腹水：呈透明的淡黄色，单纯肝硬化失代偿期或肝内肿瘤生长压迫门脉，导致门脉高压可以出现此种性质的腹水，清亮腹水的胆红素浓度是正常的，且蛋白含量较低，一般低于 1g/dL；②浑浊的腹水：腹腔转移癌导致的腹水常常因

为含有大量的细胞所以是浑浊的，多伴有较高的蛋白含量；③血性腹水：腹水中含有红细胞数量 >10 000 个 /mm³ 腹水呈粉红色；而腹水中红细胞数量 >50 000 个 /mm³，则呈血性。多数为恶性腹水，若血性腹水快速增加，则要考虑肝癌破裂出血所致。

5. 肝癌患者为什么出现肝掌

肝掌的常见表现如下：患者手掌上会出现粉红色的斑点，受压颜色会减退，放松后恢复原样。斑点大多出现在大、小鱼际，和手指掌面、手指基部等位置。在肝硬化的患者中，大部分人会出现肝掌，有部分患者不仅手掌有肝掌，脚底也会出现肝掌的表现。

肝掌是怎样形成的？肝脏除了是代谢器官以外，还起着对人体性激素的调节作用，尤其是雌激素的代谢必须通过肝脏进行。如果肝脏的代谢功能下降，雌激素的代谢也会发生障碍，容易在体内大量堆积，这样就会刺激毛细血管充血、扩张，时间长了就会形成肝掌。

患者手掌上出现粉红色的斑点，受压颜色会减退，放松后恢复原样。

肝功能下降会引起雌激素在体内积聚，除了出现肝掌以外，女性还会出现月经失调，男性则会出现睾丸萎缩或乳房发育等症状。如果病程持续时间久，也有可能引起皮肤细胞黑色素增加，出现肝性黝黑的面容。

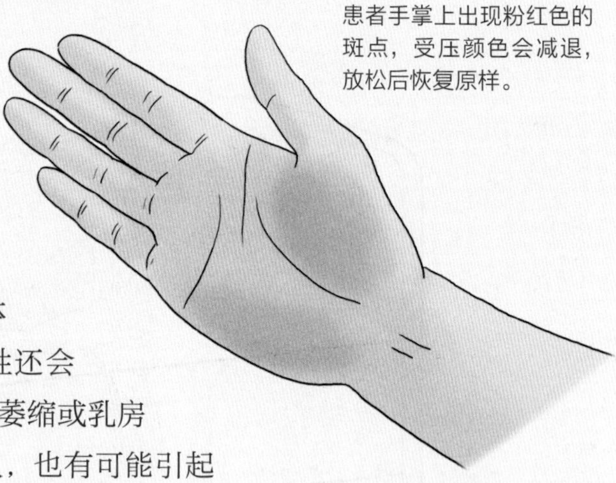

图 7 肝掌

6. 肝癌患者为什么出现蜘蛛痣

蜘蛛痣又名蜘蛛状毛细血管扩张症，由于其形态和蜘蛛这种节肢动物非常类似，所以人们将其形象地称呼为"蜘蛛痣"。在痣的周围有放射状排列的毛细血管，且这些毛细血管呈扩张状态。蜘蛛痣的发生被认为与人体内的雌激素水平增高有关，多集中在人体的躯干以上，其中以脸部、颈和手部等处比较多见。

蜘蛛痣在临床上多发生在肝硬化患者皮肤表面，也可以被认为是肝硬化的象

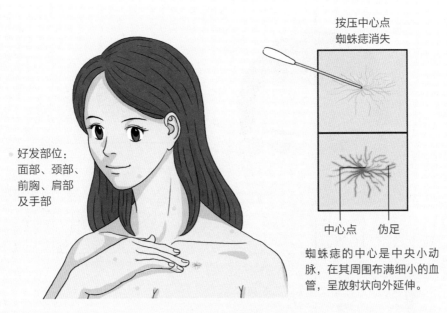

按压中心点
蜘蛛痣消失

中心点　伪足

蜘蛛痣的中心是中央小动
脉，在其周围布满细小的血
管，呈放射状向外延伸。

好发部位：
面部、颈部、
前胸、肩部
及手部

图 8　蜘蛛痣

征。肝硬化患者出现的蜘蛛痣主要分布于人体的上腔静脉区域，上腔静脉区域包括了人体的手部、颜面部、前胸、两侧肩膀。蜘蛛痣的中心是中央小动脉，在其周围布满细小的血管，呈放射状向外延伸，中央小动脉的中心是高出于体表的，为动脉扩张的原因，如此显露于皮肤组织就如同蜘蛛一般，如用力按压蜘蛛痣的中心位置，周围的毛细血管随之退色，不再按压时退色的毛细血管就能复原。

其实蜘蛛痣的本质就是人体浅表小动脉扩张，出现这样的原因是肝硬化的患者在发生肝硬化之前存在慢性病毒性肝炎或者肝损伤等肝脏受损因素，而出现肝硬化以后，肝脏代谢功能异常，导致肝脏不能正常参与雌激素的代谢。正常情况下，雌激素的代谢是在肝脏中进行，在肝脏中被灭活。当肝脏受损时，其对雌激素无法完全灭活，大量的未被灭活的雌激素进入到血液中，导致血液中的雌激素含量增加，反馈性引起小动脉扩张，故形成蜘蛛痣。

7. 肝癌患者为什么出现黄疸

一般黄疸出现在肝癌晚期，多为阻塞性黄疸，少数为肝细胞性黄疸。阻塞性黄疸常由癌肿压迫或侵入胆管，或肝门转移性淋巴结肿大压迫胆总管造成阻塞所致；肝细胞性黄疸可由癌组织肝内广泛浸润或合并肝硬化或慢性活动性肝炎引起。

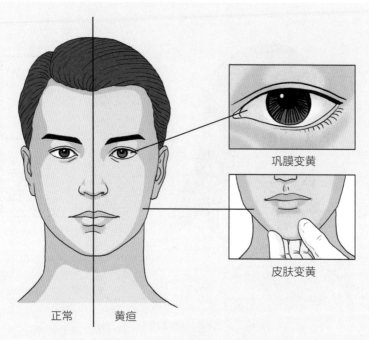

巩膜变黄

皮肤变黄

正常 黄疸

图 9 黄疸

肝癌晚期会出现黄疸。临床表现为皮肤、巩膜黄染,小便呈深茶色,大便颜色变浅灰或呈白陶土色,皮肤瘙痒,肝区疼痛或伴有寒战、高热等。肝癌黄疸以肿瘤压迫导致阻塞性黄疸多见,也可因广泛肝细胞受损,导致肝细胞性黄疸,也可两者兼而有之,称混合性黄疸。

肝癌并发黄疸的患者,要积极治疗,否则生存期会明显缩短。首先要应用保肝及利胆排黄的药物治疗。对梗阻性黄疸有条件者,要做经皮经肝胆管外引流及胆管支架置入内引流术,这是胆管梗阻常用的姑息性治疗方法之一,目的是把胆汁引流出,以减少胆汁淤积造成的肝脏损害。

8. 肝癌患者晚期为什么出现嗜睡

急性肝性脑病常见于急性重型肝炎,有大量肝细胞坏死和急性肝衰竭,诱因不明显,患者在起病数天内即进入昏迷直至死亡,昏迷前可无前驱症状。慢性肝性脑病多见于肝硬化患者和/或门-腔静脉分流手术后,以慢性反复发作性木僵与昏迷为突出表现,常因进大量蛋白食物、上消化道出血、感染、放腹水、大量排钾利尿等而诱发。临床上根据意识障碍程度、神经系统表现和脑电图改变,将肝性脑病分为4期:

（1）一期（前驱期）：患者仅有轻度性格改变和行为失常，例如欣快激动或淡漠少言，衣冠不整或随地便溺、焦虑不安，注意力不集中，应答尚准确，但吐词不清且较缓慢。可有扑翼（击）样震颤。脑电图多数正常。此期历时数天或数周，有时症状不明显，易被忽视。

（2）二期（昏迷前期）：以意识错乱、睡眠障碍、行为失常为主。前驱期的症状加重。定向力和理解力均减退，对时、地、人的概念混乱，言语不清、书写障碍、举止反常。多有睡眠时间倒错，昼睡夜醒，甚至有幻觉、恐惧、狂躁而被看成一般精神病。此期患者有明显神经体征，如腱反射亢进、肌张力增高、踝痉挛及阳性 Babinski 征等。此期扑翼样震颤存在，脑电图有特征性异常。

（3）三期（昏睡期）：以昏睡和精神错乱为主，各种神经体征加重。醒时尚可应答问话，但常有神志不清和幻觉。扑翼样震颤仍可引出。肌张力增加，四肢被动运动常有抗力。锥体束征常呈阳性，脑电图有异常波形。

（4）四期（昏迷期）：神志完全丧失，不能唤醒。浅昏迷时，对痛刺激和不适体位尚有反应，腱反射和肌张力仍亢进；扑翼样震颤无法引出。深昏迷时，各种反射消失，肌张力降低，瞳孔常散大，可出现阵发性惊厥、踝阵挛和换气过度。脑电图明显异常。

9. 肝癌患者为什么出现门静脉高压

由于肝癌常伴有肝硬化或癌肿侵犯门静脉形成癌栓，两者均可使门静脉压力增高，从而出现一系列门脉高压的临床表现，如腹水、脾大、侧支循环开放，腹壁静脉显露等。腹水增长迅速，血性腹水常由癌肿侵犯肝包膜或癌结节破裂所致，偶由腹膜转移所致。此外，还有蜘蛛痣、肝掌、皮下出血、男性乳房发育、下肢水肿等征象。门静脉高压主要是由各种肝硬化引起的，在我国绝大多数是由肝炎肝硬化所致，其次是血吸虫性肝硬化和酒精性肝硬化。关于各种类型的肝硬化的临床表现及实验室检查特点参见肝硬化。本症多见于中年男性，病情发展缓慢，其主要的临床表现有：脾大、腹水、门体侧支循环的形成及门脉高压性胃肠病，其中以门体侧支循环的形成最具特征性。这些临床表现常伴有相应的并发症，如脾功能亢进、原发性腹膜炎、消化道出血、肝性脑病及低蛋白血症等。

10. 肝癌患者为什么出现上消化道出血

肝癌常常由肝炎肝硬化、酒精性肝硬化引起。所以，上消化道出血一般源于肝硬化。主要出血原因有以下方面：

（1）肝硬化由于出现肝功能受损，凝血因子合成明显减少，同时脾功能亢进，对血小板的吞噬作用增加，血小板数量减少，此为肝硬化容易发生上消化道出血的基础。

（2）肝硬化患者易发生门静脉高压，食管胃底静脉血液回流受阻而发生静脉曲张，曲张的静脉内压力达到一定程度或在饮酒、暴饮暴食、服用非甾体抗炎药等诱因作用下发生破裂而出血。

（3）门静脉高压导致胃肠道循环发生淤血，胃黏膜不能得到正常的血液供应而发生缺血缺氧，同时肝功能下降，对体内毒性物质的排出功能下降，潴留在胃肠道黏膜下，导致消化性溃疡、门静脉高压性胃病的发生损坏胃黏膜或微血管而出血。

11. 肝癌患者为什么脾大

肝硬化患者出现脾大的原因主要是门静脉压力升高时，脾静脉回流受阻，引起充血性脾大，造成脾窦扩张和脾内纤维组织增生，引发脾大。有脾大的患者要注意检查有无脾脏功能亢进引起的严重贫血和血小板减少的情况，注意防止出血，如果是有严重的贫血或血小板减少，需要考虑做脾切除术。

脾大、脾功能亢进充血性脾大是本病的主要临床表现之一，也是临床最早发现的体征。脾大发生的原因有：

（1）脾动脉扩张：由于脾动脉扩张，血流量增加，脾静脉输出血流阻力增加和门静脉压力逆传到脾，使脾脏发生被动性充血肿大，脾组织和脾内纤维组织增生，导致脾大。

（2）脾脏单核巨噬细胞增生：最近的研究表明，约 1/3 患者的脾功能亢进在进行各种门腔分流术后不能缓解，甚至个别患者的脾功能亢进发生在门脉减压术后。其原因为肠道抗原物质经门体侧支循环进入体循环被脾脏识别摄取，或经脾静脉直接逆流入脾，抗原刺激脾脏单核巨噬细胞增生，形成脾功能亢进、脾大。

12. 肝癌患者晚期表现有哪些

肝癌晚期的症状主要是肿瘤侵及周围的脏器和淋巴结从而导致的临床症状，容易引起肝区疼痛，晚期的肝癌肿瘤迅速生长，肝包膜张力增加导致肝区疼痛。有时癌肿坏死破裂引起腹腔内出血，表现为突发的右上腹剧痛，并且会有腹膜刺激征等急腹症表现。晚期的患者还会出现贫血、黄疸、腹水及恶病质的表现。肝脏进行性的增大，表面凹凸不平，呈大小不等的结节或者肿块。晚期肝癌还会出现肺、骨、脑等脏器转移，并且会产生相应的临床症状，少数患者还会出现高钙血症和高胆固醇血症的特殊表现。

13. 肝癌患者为什么会出现黑便

肝癌晚期患者解黑便是由多方面的原因造成的，当患者出现上消化道出血时，也会引起大便发黑，这是由于血液中的铁与细菌产生的硫化物结合后形成了硫化铁，从而使大便显现黑色，此时应引起足够的重视，及时进行止血的治疗，控制症状，缓解患者的情况。如果患者吃了动物血，或大量食用动物内脏，容易拉黑便，此时不用特殊处理，待几天后就能缓解。如果患者长期便秘也会引起大便发黑，此时患者应进食纤维素丰富的食物，多喝温开水或蜂蜜水，必要时可以给予药物治疗。

·················（二）肝癌对人体功能的影响·················

1. 肝癌最常见的并发症有哪些

（1）上消化道出血：肝癌常有肝炎、肝硬化背景伴有肝门静脉高压，而肝门静脉和肝静脉癌栓可以进一步加重肝门静脉高压，故常引起食管中下段或胃底静脉曲张破裂出血。若癌细胞侵犯胆管可致胆道出血，呕血和黑粪。有的患者可因胃肠黏膜糜烂、溃疡和凝血功能障碍而广泛出血，大出血可以导致休克和肝性脑病。

（2）肝病性肾病和肝性脑病（肝昏迷）：肝癌晚期尤其弥漫性肝癌，可以发生肝功能不全甚至肝衰竭，引起肝肾综合征，即功能性急性肾衰竭，主要表现为显著少尿，血压降低，伴有低钠血症、低血钾和氮质血症，往往呈进行性发展。肝性脑病即肝昏迷，往往是肝癌终末期的表现，常由消化道出血、使用大量利尿药、电解质紊乱及继发感染等诱发。

（3）肝癌结节破裂出血：为肝癌最紧急而严重的并发症。癌灶晚期坏死液化可以发生自发破裂，也可因外力而破裂，故临床体检触诊时宜手法轻柔，切不可用力触压。癌结节破裂可以局限于肝包膜下，引起急骤疼痛，肝迅速增大，局部可触及软包块，若破溃入腹腔则引起急性腹痛和腹膜刺激征。少量出血可表现为血性腹水，大量出血则可导致休克。

2. 肝癌患者肝功能不全的表现有哪些

（1）物质代谢的改变：肝功能不全时，代谢的变化是多方面的，包括蛋白质、脂质、糖、维生素等。而且能反映在血液内血浆蛋白、胆固醇和血糖含量的变化。

1）蛋白质代谢变化：主要表现为血浆蛋白的含量改变。

2）血浆胆固醇含量变化：①单纯胆道阻塞，胆固醇排出受阻，血浆胆固醇总量明显增高，而胆固醇酯占胆固醇总量的百分比正常。②肝细胞受损害，胆固醇酯生成减少，血浆胆固醇酯含量减少，在胆固醇总量中所占的百分比降低，血浆胆固醇总量降低或在正常范围内。③肝细胞受损害同时伴有胆道阻塞（如黄疸型肝炎伴有小胆管阻塞），血浆胆固醇总量可以增高，但胆固醇酯在胆固醇总量中的百分比降低。

（2）血清酶的改变：肝脏是物质代谢最活跃的器官，酶的含量极为丰富。肝细胞受损或肝功能障碍，也可反映到血清中某些酶的改变，有的升高，有的降低。临床上常利用血清中某些酶的变动来衡量肝脏功能，了解肝细胞的损害程度或胆道系统的阻塞情况。

（3）肝性脑病（肝昏迷）：大部分的肝脏疾病都会有黄疸的症状，这是由于肝脏无法继续将胆红素排出，所以就在体内累积（在代谢和多项职能中发挥着主要作用，包括糖原贮存，分解红细胞，血浆蛋白的合成和去毒）。当患者出现谷丙转氨酶升高时，说明其肝细胞已有实质性损伤，使用肝毒性较大的药物，有可能加重肝损伤。当肝功能不全时，药物代谢必然受到影响，药物的生物转化减慢，血中游离型药物增多，从而影响药物的使用效果并增加毒性。

肝功能不全从狭义上说是指肝病终末期表现出的极为严重的代谢紊乱，患者可出现黄疸、腹水等一系列临床综合征。其实，目前药品说明书上讲的肝功能不全，泛指肝功能不正常，即肝病患者出现的转氨酶、胆红素升高等症状。

3. 肝癌转移的途径有哪些

肝癌的转移途径有 3 种：血行转移、淋巴转移及种植转移。最常见的就是血行转移，血行转移发生的最早，很容易侵犯门静脉主干以及分支，会形成癌栓，脱落后可以在肝内有多发性的转移灶。在肝外的血行转移中，转移到肺达到 50%，还可以转移到肾上腺、骨、肾以及脑等部位。另外也常见于淋巴转移，其中以转移到肝门区的淋巴结最多见，以及主动脉旁淋巴结或者是锁骨上淋巴结等地方。最少见的转移方式就是种植，从肝脱落的癌细胞可以种植在腹膜、胸腔等处引起血性的腹水或者胸腔积液。

（刘伟）

三、肝癌的预防

事实上，绝大部分肿瘤是很难预防的，仅有很少数肿瘤能够预防，肝癌就是可以预防的一种肿瘤。大部分恶性肿瘤并没有明确的致病原因，比如胃癌、肠癌、乳腺癌等，发病原因不是十分清楚，预防也就无从说起。但肝癌则完全不同，我国的肝癌中 80% 以上是由肝炎肝硬化导致的，如果能避免感染肝炎，那么就几乎不会发生肝癌。

肝炎是一种传染性疾病，就像常见的感冒、肺炎一样。传染病一般从 3 个方面进行预防，即控制传染源、切断传播途径、保护易感人群。以肝炎来说，通过注射乙肝疫苗来保护易感人群；对乙肝患者进行治疗，这就是管理传染源；第三是切断传播途径，比如对修脚、文身等的严格管理以及使用安全套等良好的生活习惯。以下将进行详细描述。

肝癌的病因除了肝炎，还有黄曲霉毒素暴露、酒精性肝病、非酒精性脂肪肝、N- 亚硝基化合物长期摄入等。针对这些病因的预防或治疗同样可以减少肝癌的发生。

（一）乙肝疫苗相关的问题

1. 什么是疫苗

疫苗接种是一种非常有效的卫生防疫措施，是人类历史上具有里程碑意义的发明。人类历史上有数次骇人听闻的传染病，也就是常说的"瘟疫"。比如 14 世纪欧洲暴发的"黑死病"，也就是鼠疫，使欧洲在 3 年内死亡了 1/3 的人口；16 世纪的"天花"，使印第安人从 2 000 万人口减少至仅剩下 100 万人；19 世纪的"霍乱"，导致了接近 4 000 万人的死亡，19 世纪的"西班牙流感"，也导致了 4 000 万人的死亡。因此，从某种意义上来说，人类的发展史就是与疾病、自然灾害进行斗争的历史。接种疫苗则恰恰是预防这些传染病最有效的手段，疫苗通常能预防其对应疾病的 90% 以上。因此，如果某种疾病有对应的疫苗时，我们应该按照医务人员及政府的建议进行接种。

世界卫生组织提出："到 2030 年消除病毒性肝炎作为重大公共卫生威胁"的目标，之所以能够提出这一目标，很大程度上是因为我们有了乙肝疫苗。

2. 什么是乙肝疫苗

乙肝是目前世界上最常见的传染病之一，全世界有超过 20 亿人感染过乙肝，2.4 亿人长期携带。接种乙肝疫苗是预防自己感染乙肝的最重要措施。乙肝疫苗的预防能力超过 90%，如果都能接种乙肝疫苗，我们在全世界范围内有可能彻底消灭乙肝。而实际上，由于各种各样的原因，乙肝疫苗的覆盖率并不理想，即使在最发达的地区，也达不到 100%。我国台湾地区是全世界最早接种乙肝疫苗的地区，目前的覆盖率能达到 97%，15 岁以下儿童携带乙肝病毒的比例从 9.8% 降低至 0.5%，儿童和年轻人肝癌的比例减少了 80% 以上。美国的乙肝疫苗覆盖率比较低，不足 50%。我国大陆从 1992 年开始进行乙肝疫苗免疫规划，2002 年开始对所有新生儿免费接种疫苗，但需支付接种费，2005 年起全免费。2014 年，中国疾病预防控制中心的调查显示，总体人群乙肝携带率已经明显下降，初步看到了政策的效果。接种乙肝疫苗的远期获益通常在 30 年后才会显现，因此，预计我国在 2035 年左右乙肝、肝癌的发病率会有明显下降。

乙肝疫苗有单抗原疫苗和联合疫苗，单抗原疫苗是指仅仅针对乙肝的疫苗，目前有三类抗原重组疫苗，分别来自血浆、酵母菌和哺乳动物细胞，其中来自酵母菌的重组乙肝疫苗最常用。联合疫苗是指乙肝疫苗与其他疫苗联合，比如与甲肝、白喉、破伤风、百日咳、脊髓灰质炎疫苗等联合，可以减少接种次数。常用的乙肝疫苗极为安全，应答率很高，可以非常有效地预防乙肝，目前我国对新生儿实施强制、免费接种乙肝疫苗的措施。凡是在医院出生的新生儿，医护人员会在第一时间对其进行乙肝疫苗的接种。家长需要按时返回医院或社区卫生站完成后续的接种（具体见下文描述）。

3. 哪些人需要接种乙肝疫苗

（1）所有新生儿都应该接种乙肝疫苗。新生儿接种乙肝疫苗能使传播风险降低 95%。这一措施的获益是非常明显的，比如上文所提到的我国台湾地区的例子。美国虽然整体的接种覆盖率较低，但在普遍接种的阿拉斯加州，乙肝携带率从 16% 降低至 0%。这些都证明了对所有新生儿进行接种的必要性。

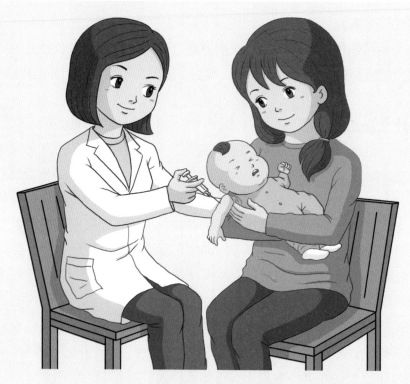

图 10　新生儿接种乙肝疫苗

而如果母亲乙肝抗原阳性，新生儿接种乙肝疫苗则更加重要，而且可以说性价比极高。乙肝抗原阳性的母亲接种乙肝疫苗的具体方法有所不同，应该严格遵照医院的要求来进行，这样才能尽最大可能保护新生儿，降低感染乙肝的风险。

（2）出生时未接种的儿童及 19 岁以下的青少年都应该补种。补种疫苗可以使儿童在青春期前产生免疫力，可以降低青春期通过性接触或其他途径感染乙肝的风险。

（3）未曾接种过乙肝疫苗的成人也应该补种疫苗。成人也存在感染的可能，因为大部分人并无法识别自身的活动是不是存在感染风险。比如：家庭成员有乙肝感染者，但并不知道；性接触，尤其有多个性伴侣；从事卫生保健业；因为罹患某些疾病而需要输血、应用血制品、进行血液透析等。

4. 接种前需要做什么检查吗

接种前的检查，是为了识别无需接种的个体。抽血检查乙肝五项就能很容易地判断个体的乙肝感染状态。只进行其中的某一项检查会更经济，但有时候无法区别是否为携带者或者感染后已经恢复。乙肝五项检查分为定性检查及定量检查，定性检查通常在 100 元以内，定量检查在 200 元左右，不同地区的价格也存在一定差异。从整体的社会经济考虑，在高流行地区进行筛查也是值得的，因为每位乙肝患者的治疗，尤其是当发展到肝硬化、肝癌阶段时，治疗费用非常高，而每挽回这样一个患者，有利于对整体社会经济的节约。对个人而言，已经感染过乙肝或者已经存在免疫力的个体接种乙肝疫苗也不会导致不良后果。因此，直接接种也是可以的。

5. 接种了乙肝疫苗能管多长时间

接种乙肝疫苗后产生乙肝抗体，且抗体滴度大于 10mIU/ml，这种情况称为对疫苗产生免疫应答。抗体滴度的数值在乙肝五项定量检测的化验单上很容易看到。通常来说，抗体滴度大于 10mIU/ml 认为有保护作用。按照这个标准，目前常用乙肝疫苗的应答率为 95%。首次接种无应答者二次接种会有 50%~70% 的人产生应答。

随着时间延长，乙肝抗体的滴度会逐渐下降，但保护作用会持续很长时间。通常来说，首次应答后的保护效应能达到 30 年。之后即使抗体水平减低甚至在无法检出的情况下，研究表明疫苗仍有保护作用。虽说如此，但对于免疫力较低的人群及高风险人群，还是推荐所谓的"加强接种"，也就是当化验的抗体滴度低于 10mIU/ml 时，需再接种一剂疫苗。

6. 接种后需要做什么检查吗，如果没有产生应答应该怎么办

乙肝疫苗的应答率在 95% 左右，因此，一般没有必要在接种后进行常规检查。但有些个体需要检查，确定是否已经产生抗体。比如卫生保健工作者、长期血液透析患者、免疫功能低下的患者（艾滋病患者）及家庭成员或者性伴侣携带乙肝病毒的个体等，通常在接种完成后 1~2 个月进行检查，以明确是否已经产生抗体。

目前常用的乙肝疫苗接种方式为 3 剂接种，即"0、1、6"，以接种第一针计时为 0，1 个月后和 6 个月后分别接种第 2 针和第 3 针。接种时间的要求并不是那么严格，可以适当调整。因此，如果因为各种原因错过了准确的接种时间，尽快补种即可。虽然可以延迟接种，但无论如何，还是推荐全程接种（3 剂），这样可以使提高抗体滴度，延长保护时间。接种时采用在三角肌（肩膀处）或大腿外侧

表1 乙肝五项化验

符号	名称	参考值
HBsAg	乙肝表面抗原	0~0.1
HBsAb	乙肝表面抗体	0~10.0
HBeAg	乙肝 e 抗原	0~1.0
HBeAb	乙肝 e 抗体	>1 000.0
HBcAb	乙肝核心抗体	0~1.0

注：其中 HBsAb 为抗体，阳性为正常，其他应为阴性。

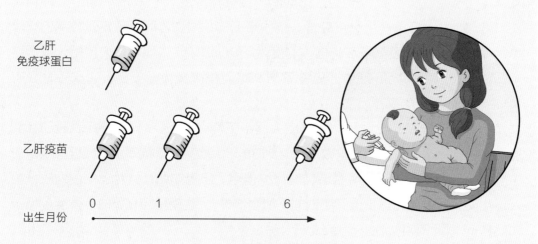

乙肝
免疫球蛋白

乙肝疫苗

出生月份   0   1   6

图 11　乙肝疫苗的接种程序

前外侧进行肌内注射，其他注射部位及注射方法都视为无效。

　　接种后无应答者（没有产生抗体）应该进行第 2 次的第 3 剂接种。如果还无应答，可能是因为遗传等原因无法应答，通常情况下这类人继续接种也不会产生应答。另外，医生会建议有些存在基础疾病的患者使用加倍疫苗的剂量来接种，提高应答率。具体如何接种应该听从专科医生的建议。

7. 特殊群体的乙肝疫苗接种

特殊人群，包括婴儿及儿童、青少年，医护人员，癌症患者，慢性肝病患者，终末期肾病患者，艾滋病患者等。这些人群的疫苗接种有一定的特殊性，建议到专科进行接种咨询，正确接种乙肝疫苗。

8. 接种乙肝疫苗有副作用吗

注射乙肝疫苗最常见的反应是注射部位疼痛，大约 25% 的接种者有此反应。其他不良反应的发生率通常不到 3%，比如发热、头痛、关节痛、肌痛、身体不适等。这些反应往往很轻微，而且不会有后遗症。乙肝疫苗没有致畸作用，可以在妊娠期接种。因此，接种乙肝疫苗是非常安全的。

9. 丙肝与乙肝一样吗，丙肝有疫苗吗

丙型肝炎是除了乙型肝炎外，另一种最常见的病毒性肝炎。乙肝感染和丙肝感染都会导致肝脏的慢性损害，逐渐发生肝硬化，甚至最终发生肝癌，这是一样的。但两者还存在很多不同，有以下几点：①全世界大约有 7 100 万人存在慢性丙肝感染。丙肝感染最多的国家有中国、巴基斯坦、印度和埃及。据推算，我国丙肝感染者大约有 1 000 万人，最常见的感染原因为输血，这主要发生在 1993 年以前。1993 年后开始对献血者筛查丙肝抗体，输血传染的丙肝开始大幅下降。②丙肝没有疫苗。丙肝的预防最主要的措施是对献血者进行严格筛选。其他的预防措施与乙肝类似。③两者还有一个很大的不同就是乙肝无法治愈，而丙肝是可以治愈的，这一点在后面的抗病毒治疗中会有进一步的介绍。

10. 乙肝患者的家属应该做检查吗，应该接种疫苗吗

应该检查。一旦发现乙肝感染者，家庭成员都应该进行乙肝抗原检测。乙肝患者的家庭成员并不一定会感染乙肝，因为正常的生活接触是不会感染的，通常只有血液接触、性接触会传染。家庭成员通过检测乙肝五项，可以明确自身的乙肝感染状态，如果没有抗体，则应该接种乙肝疫苗。而家庭成员一旦被发现已经感染，则应该到专科就诊，接受进一步检查，评估是否应该进行治疗。及时的治疗能延缓肝硬化及肝癌的发生，关于抗病毒治疗的知识会在下面进行详细介绍。

（二）抗病毒治疗相关的问题

1. 什么是抗病毒治疗

乙肝是乙型肝炎的简称，是由乙型肝炎病毒引起的一种感染性疾病。因此，最佳治疗方式就是根除乙肝病毒，从而治愈乙肝。同理，丙肝是丙

型肝炎的简称，是由丙型肝炎病毒引起的一种感染性疾病，最佳治疗方式是根除丙肝病毒，治愈丙肝。这就是抗病毒治疗。

2. 乙肝通过抗病毒治疗能治好吗

乙肝是不能被治愈的。这是由乙肝病毒的特点决定的，乙肝病毒侵入人体后，能够进入细胞核内，形成一种叫作"cccDNA"的东西，半衰期很长，难以彻底清除，这就是乙肝感染后逐渐转成慢性乙肝的原因。因此，乙肝的治疗目标是最大限度地长期抑制乙肝病毒，减少病毒对肝脏的损害，从而延缓肝硬化、肝癌的发生。有时候，我们会说乙肝的治疗目标是"临床治愈"。这个概念类似于我们常说的所谓大三阳或小三阳的"转阴"，这种情况下，只是病毒检测不到了，实际上，他们还存在于细胞核内，还潜伏在体内，会有复发的可能。而且，即使乙肝转阴，也有继续发展成肝癌的可能性。但相比于病毒阳性的患者，这种可能性会大大降低，因此，乙肝抗病毒治疗是很重要的。

3. 所有乙肝患者都需要抗病毒治疗吗

乙肝病毒与我们的身体是一种很微妙的关系。并不是说，病毒进入体内后立刻开始攻击人体。换句话说，乙肝病毒在人体内，是可以与人体和平共处的，这种暂时"无害"的状态，我们称为"免疫耐受期"，或者可以理解为常说的携带者。这种情况通常是在婴幼儿感染时发生，原因是婴幼儿的免疫功能不健全，还不能识别"敌人"。这种状态可以持续很长时间，但在某种无法预测的情况下，体内的警察部队（免疫系统）突然发现了敌人，这时候敌我双方在身体内开始战斗，这种情况下对身体的损伤是最大的，需要开始用药物帮助杀灭病毒，也就是抗病毒治疗。

肝炎病毒对身体的损害到底是什么时候开始的呢？这个时间无法预测，随着年龄增大，或者由于肥胖、饮酒等原因，"平衡"状态被打破，病毒对身体的损害就开始了。因此乙肝病毒携带者需要定期检查，一旦发现肝功能开始受损，就可能需要开始治疗了。另外，乙肝的抗病毒治疗并不能根除乙肝，而且有耐药的问题，因此，并不是所有乙肝患者都要进行抗病毒治疗，只有在必要的情况下才启动。乙肝是否进行抗病毒治疗，主要参考的是病毒滴量的水平，还有转氨酶的水平。另外还有肝脏受损程度、年龄、家族史等，是个很复杂的问题，需要听从专科医生的建议。

4. 乙肝抗病毒治疗有什么副作用，能长期服用药物吗

抗病毒治疗常用的药物是核酸类似物（NAs）和干扰素。干扰素不需要无限期服用，不愿长期接受治疗的患者可以选择这种方法，但并不是所有人都能用干扰素，而且有些患者使用后会出现很严重的副作用，比如会出现乏力、厌食和恶心、腹泻、体重减轻，脱发、情绪不稳定和抑郁、骨髓抑制等。相比来说，NAs 是一种更安全的治疗方法，但治疗时间会比较长，通常需要服用 4~5 年，甚至有时候需要终身服用。常用的替诺福韦，大概有 10% 的服用者会发生头痛，6% 的服用者感觉恶心，6% 的服用者感觉疲劳。另外可能会发生的问题有肾功能不全、低磷性骨病、肌炎、乳酸酸中毒等。NAs 的耐药率很低，比如常用的恩替卡韦，耐药率只有 1% 左右。

服药前，应该向医生告知相关的病史，便于医生选择药物。并且在治疗过程中，可以监测肌酐、肌酸激酶、乳酸脱氢酶等，这些指标通过抽血化验很容易获得。如果感觉肌痛、乏力、骨痛等，应及时就诊，向医生报告服药后表现，进行相应的调整及治疗干预。

费用方面，抗病毒治疗虽然需要长期口服，但费用并不高。以恩替卡韦为例，早期的进口药物每个月花费在 800 元左右，现在，一方面随着国家医疗保障局的谈判降价，另一方面随着国产药物的出现，费用已经大大下降，甚至每个月几十元就可以维持治疗，绝大部分患者都可以承受。

总体来说，NAs 安全性很好，可以长期服用。而且 NAs 药物通常也需要长期服用，停药需要在专科医生的指导下慎重停药，不能随意停药。

5. 特殊人群的抗病毒治疗

我们把下列人群归为特殊人群：①服用常用的抗病毒药物治疗后，乙肝病毒滴量下降不理想，比如慢性肝病或已经肝硬化的患者；②肿瘤患者，正在接受化疗或免疫抑制剂等治疗；③备孕期的男性或女性，或者已经怀孕者；④儿童；⑤肾功能损伤者；⑥乙肝合并丙肝或合并艾滋病者；⑦肝衰竭者；⑧肝癌患者；⑨肝移植患者。这些我们通常认为是特殊人群，需要找专科医生就诊，按照专业医生的建议进行规范的治疗，这样才会安全有效。

6. 丙肝能治好吗

丙肝是可以治愈的！丙肝的治疗目标是清除丙肝病毒，获得治愈，从而阻止丙肝进一步发展为肝硬化、肝癌。通过抗病毒治疗，几乎所有丙肝患者都可以根除病毒。但是如果丙肝已经发展为肝硬化，这时候清除丙肝病毒并不能完全避免肝癌的发生，仍然需要定期的体检及监测。所有丙肝 RNA 阳性的患者都应进行抗病毒治疗。这与乙肝是不同的。

7. 丙肝有抗病毒治疗吗

丙肝以前的抗病毒治疗应用干扰素和利巴韦林等药物，通常治疗的复发率高，副作用也较大。2013 年，美国吉利德公司研发的新一代抗病毒药物面世，叫索非布韦，2017 年引入中国。该药物的出现彻底改变了丙肝的治疗局面，仅仅通过一段时间的口服药物就能治愈大部分患者，可以说是划时代的改变。

早期该药物治疗费用较高，高达数十万，虽然效果惊人，但很多患者难以承受治疗花费。近年来，一方面药物有了进一步发展，另一方面，我国医疗保障局通过谈判，已经使得该药的价格大大下降，使得很多患者都可以承受。可以说是我国丙肝患者的重大福音。患者一旦发现自身患有丙肝，应该找专业医生进行规范的治疗，从而治愈丙肝，阻断肝硬化、肝癌的发生。

·················· （三）生活习惯及其他预防相关的问题 ··················

1. 乙肝的传播途径有哪些

乙型肝炎病毒主要的传染途径包括：血液传播、母婴传播和性传播。这些传播的基础都是感染者与接触者之间有血液或者体液的直接接触。

血液传播最常见于不规范的献血以及输血，献血者没有进行充分的感染筛查，导致肝炎患者的病毒通过血液直接进入未感染者体内。此外，例如吸毒使用公用针头等也会导致肝炎病毒的直接播散。

母婴传播更容易理解，母亲如果是肝炎病毒感染者，肝炎病毒可以直接通过胎盘传给胎儿；在分娩过程中，胎儿接触母亲的血液和羊水，也会被传染。

性活动时分泌体液常常会使肝炎病毒通过感染者的生殖器感染性伴侣。理论上一般的拥抱，聚餐是不会传染乙肝病毒的，因为大部分情况只有皮肤黏膜的接

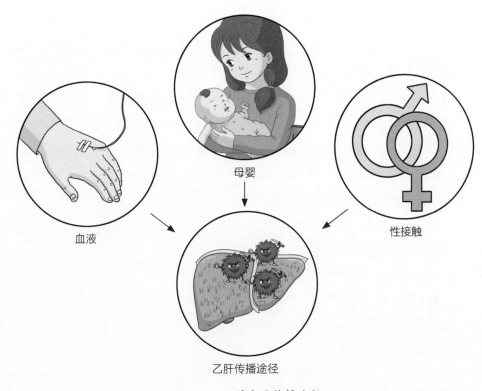

血液

母婴

性接触

乙肝传播途径

图 12　乙肝的主要传播途径

触而没有大量的体液接触。接种抗乙型肝炎病毒的疫苗可有效预防感染，从而预防发生乙肝相关性肝癌。

2. 父母的乙肝一定会传染给婴儿吗，预防母婴传播的措施到底有多大作用

父亲携带乙肝时，精液中存在病毒，但精子细胞中不存在病毒，因此，受精卵不会感染乙肝，婴儿不会直接被感染。母亲携带乙肝病毒时，肝炎病毒可通过胎盘屏障传染给婴儿。在分娩过程中，婴儿可能会与母亲的血液、黏液、羊水接触，大部分母婴传播都是这样发生的。所以，母亲通过抗病毒治疗，将自身的乙肝病毒尽量控制在低水平，就能降低生产过程中传染给婴儿的可能性。

3. 如果母亲患有乙肝，能给新生儿进行母乳喂养吗

母婴传播是我国乙肝的主要传播途径，如果没有经过规范的免疫接种治疗，母亲将肝炎传染给婴儿的风险达到 90%。因此，女性如果知道自己

为乙肝患者，一定要到正规医院，通过规范的预防措施，尽量将自己孩子的感染风险降至最低。通常来说，如果母亲是乙肝患者，婴儿出生后不仅要接种乙肝疫苗，还要使用乙肝免疫球蛋白。

如果婴儿出生后使用了免疫球蛋白并接种了首剂乙肝疫苗，这种情况是可以采用母乳喂养的，我们一直鼓励母乳喂养，虽然乳汁中确实存在病毒，但这并不能直接传染给婴儿。需要注意，母乳喂养时应该尽量预防乳头破裂出血，注意婴儿口腔溃疡、口腔内损伤等，因为血液传播是乙肝的重要传播途径。另外需要注意，携带乙肝病毒的母亲不应该捐赠母乳。

4. 接吻是否会传染乙肝

乙肝病毒感染者的唾液中是会含有乙肝病毒的（一般来说即便唾液中能够查出来乙肝病毒，但是含量也不会很高），不过乙肝病毒并不会通过消化道传播，所以一般来说接吻并不会造成乙肝的传播。不过也可能存在意外，比如说双方有口腔溃疡，且感染乙肝病毒的一方体内病毒含量很高，病毒处于大量复制阶段，另外一方体内也没有乙肝抗体，那么这种情况下接吻在原则上是有可能会造成传染的，但是这并不是消化道传播，而是通过血液进行的传播。

5. 不小心与乙肝患者的血液进行了接触，需要怎么处理

如果仅仅是血液接触到我们的皮肤，这种情况是不会感染乙肝的。但如果恰好皮肤表面有破损，与乙肝患者的血液接触，或者被乙肝病毒污染过的针头刺伤，这种情况就有可能感染。伤口的处理非常重要，接触了血液或体液的伤口及皮肤应该用肥皂和水进行清洗，冲洗是最重要的，乙肝病毒可以在物体表面存活 7 天，首先应该将病毒冲洗掉，其他措施也可以使用，比如可以挤压伤口，将伤口中的血液挤出，以及使用一些消毒液处理等。总之，尽快冲洗最重要。其次，应该明确自身的乙肝状态。在接种过疫苗，且乙肝抗体>10mIU/ml 的情况下，可以不用做其他处理。但如果没有接种过乙肝疫苗，或者接种过疫苗，但不清楚自身抗体处于什么状态，这时候应该尽快去医院就诊，最好在 24 小时内，及时进行免疫球蛋白、乙肝疫苗等治疗，能够阻挡 90% 传染的可能。同时，应该复查自身的乙肝状态，通常建议 6 个月的时候进行一次随访检测。

6. 医护人员的职业暴露

实际上，医护人员是各种感染性疾病的高危人群，比如乙肝、丙肝、艾滋病、各种肺炎等，因为需要频繁接触患者的各种血液、体液。尤其是护士，发生各种损伤的比例很高。另外，外科医生也是被感染的高危人群，有统计表明，几乎所有外科医生都发生过针刺伤。尤其长时间工作导致疲劳，发生暴露性损伤的概率就更高。

因此，医护人员应该做好自身的预防工作，这其中最重要的就是接种疫苗。实际上，应该由医疗单位对所有医务人员进行免费的接种，尤其是我国作为肝炎的高流行国家。笔者所在的单位每年会对员工进行乙肝疫苗的接种及补种工作，值得推荐。另外，除了乙肝疫苗，医疗单位应该对医护人员进行流感疫苗、麻风等多种疫苗的接种。医务人员接触及感染这些传染病的风险是普通人的 10 倍。

7. 普通人需不需要检查一下是否感染过肝炎

我国是乙肝大国，或者叫作"高流行地区"，估计乙肝感染者约为 1 亿。因此，我们日常生活中很有可能会与乙肝患者接触。从自身的安全角度考虑，任何疾病都主张"早发现、早治疗"，但目前大多数的常规体检中通常都不包括乙肝五项，仅有乙肝抗原或者抗体，因此，很难明确自身的确切状态。在涉及入托、入学、入职等体检时，这些检查可能会导致一些不必要的麻烦与烦恼，可以不进行检查。但如果不涉及这些敏感问题，我们鼓励所有人在常规体检时进行乙肝筛查，对于高危患者，尤其是在妊娠、接受抗肿瘤治疗、接受免疫治疗或为 HIV 感染者等情况下，更应该进行筛查，如果发现阳性，则进行及时的干预，比如接种疫苗、进行抗病毒治疗等，这是利人利己的事情。

8. 已感染乙肝者如何避免传播

对首次确定的乙肝表面抗原阳性者，如符合传染病报告标准的，应按规定向当地疾病预防控制中心报告，并建议对其家庭成员进行血清乙肝表面抗原、e 抗体和核心抗体检测，对易感者接种乙型肝炎疫苗。

乙肝感染者的传染性高低主要取决于血液中乙肝病毒的数量，与转氨酶和胆红素水平无关。建议在不涉及入托、入学、入职的健康体格检查和医疗活动中，积极检测乙肝感染标志物，以达到早期诊断、早期治疗、降低疾病危害的目的。慢性乙肝感染者应避免与他人共用牙具、剃须刀、注射器及取血针等，禁止献血、捐献器官和捐献精子等，并定期接受医学随访。其家庭成员或性伴侣应尽早接种乙型肝炎疫苗。

大力推广安全注射（包括取血针和针灸针等针具），并严格遵循医院感染管理中的标准预防原则。服务行业所用的理发、刮脸、修脚、穿刺和文身等器具应严格消毒。若性伴侣为乙肝表面抗原阳性者，应接种乙型肝炎疫苗或采用安全套；在性伴侣的健康状况不明时，应使用安全套，以预防乙肝病毒感染和其他血源性或性传播疾病。乙肝表面抗原阳性的孕妇，应尽量避免羊膜腔穿刺，保证胎盘的完整性，减少新生儿暴露于母血的机会。

9. 如何与乙肝患者/携带者一起生活

乙肝是血源传播性疾病，主要经血（如不安全注射等）、母婴及性接触传播。乙肝不经呼吸道和消化道传播，因此日常学习、工作或生活接触，

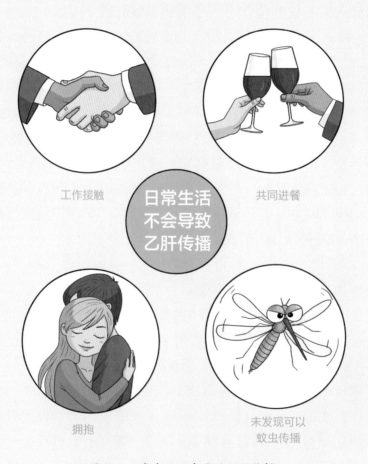

工作接触　　　　日常生活不会导致乙肝传播　　　　共同进餐

拥抱　　　　未发现可以蚊虫传播

图 13　日常生活不会导致乙肝传播

如在同一办公室工作（包括共用计算机等办公用品）、握手、拥抱、同住一宿舍、在同一餐厅用餐和共用厕所等无血液暴露的接触，一般不会传染乙肝。流行病学和实验研究亦未发现乙肝能经吸血昆虫（蚊、臭虫等）传播。如果接种乙肝疫苗并且出现抗体 >10mIU/ml 就具有了保护作用，这样和乙肝患者一起生活就不会被传染了。

乙肝病毒的抵抗力较强，但 65℃、煮沸 10 分钟或高压蒸气均可灭活乙肝病毒。环氧乙烷、戊二醛、过氧乙酸和碘伏对乙肝病毒也有较好的灭活效果，可以根据情况对乙肝患者用过的物品进行消毒。

10. 如何检查是否患有乙肝，什么是大三阳和小三阳

有肝炎家族史或者有高危暴露肝炎感染的人群，需要及早去医院进行感染筛查。感染筛查指标通过抽血即可化验。一般感染筛查包括乙肝、丙肝、艾滋病和梅毒这些常见传染病。乙肝检测常见指标包括乙型肝炎表面抗原、乙型肝炎表面抗体、乙型肝炎 e 抗原、乙型肝炎 e 抗体、乙型肝炎核心抗体，也就是老百姓俗称的"乙肝两对半"。乙型肝炎表面抗原（HBsAg）是乙肝感染的血清学标志，急性暴露于乙肝病毒后 1~10 周，HBsAg 会在血清中持续出现。在随后恢复的患者中，通常 4~6 个月后就不能检测到 HBsAg 了。若 HBsAg 存在持续超过 6 个月则意味着慢性感染。HBsAg 消失后会出现乙型肝炎表面抗体（HBsAb），在大多数患者中，HBsAb 持续终生，从而提供长期的免疫力。乙型肝炎病毒 e 抗原（HBeAg）是由前核心蛋白处理而得的一种分泌性蛋白，一般认为它是乙肝复制和传染性的标志。乙型肝炎病毒核心抗体（HBcAb）在乙肝感染的整个病程中均可被检测到，它的出现代表既往曾经感染过乙肝病毒。如果感染筛查显示乙型肝炎病毒表面抗原、e 抗体和核心抗体为阳性，则为"小三阳"，代表患者为急性或慢性乙肝感染患者；如果乙型肝炎病毒表面抗原、e 抗原、核心抗体为阳性，则为"大三阳"，表示患者为急性或慢性乙肝感染患者，且目前存在较强的传染性。不论是大三阳还是小三阳患者都应该进行血清乙肝病毒的定性和定量检测，来评估乙肝复制水平。

11. 肝炎患者的体检跟其他普通人一样吗

肝炎患者的体检要求每 6 个月进行一次。肝炎患者是发生肝硬化、肝癌的高危人群，因此，体检当然不能跟其他人一样。没有肿瘤高

危因素的患者通常每年进行一次常规体检就可以。但肝炎患者应该每 6 个月进行一次体检，项目是甲胎蛋白和腹部 B 超，部分更高危的患者需每 3 个月进行一次检查。这样就能早期发现肝硬化、肝癌，从而尽早治疗。

（四）酒精性肝病相关的问题

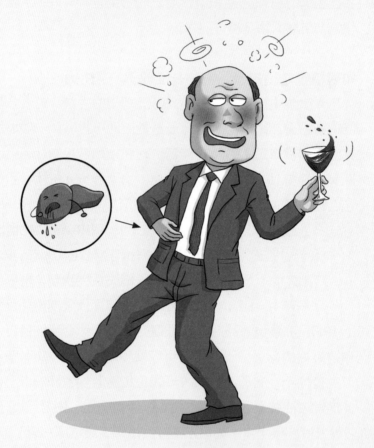

图 14　喝酒导致酒精肝

1. 什么是酒精性肝病

酒精性肝病是由长期大量饮酒导致的肝脏疾病。初期通常表现为脂肪肝，进而可发展成酒精性肝炎、肝纤维化和肝硬化。其主要临床特征是恶心、呕吐、黄疸，可有肝大和肝区压痛，可并发上消化道出血等。严重酗酒时可诱发广泛肝细胞坏死，甚至肝衰竭。酒精性肝病是我国常见的肝脏疾病之一，严重危

害人民健康。近年来酒精性肝病占同期肝病住院患者的比例在不断上升，从 1991
年的 4.2% 增至 1996 年的 21.3%；酒精性肝硬化在肝硬化的病因构成比从 1999 年
的 10.8% 上升到 2003 年的 24.0%。

2. 酒精性肝病是怎么发生的

酒精性肝病主要是乙醇（酒精）及其衍生物在代谢过程中直接或间接诱
导的炎症反应，氧化应激、肠源性内毒素、炎性介质和营养失衡（尤其
是蛋白质 - 热量营养不良）等多种因素相互作用的结果。尤其是肠道屏障功能受
损引起的肠源性内毒素血症及内毒素激活库普弗细胞（Kupffer cell）在酒精性肝
病的发生和发展中有重要作用。肠源性内毒素与脂多糖结合蛋白等血浆蛋白结合，
再与脂多糖结合形成脂多糖 - 脂多糖结合蛋白复合物。脂多糖显著增加炎性细胞
因子（如肿瘤坏死因子）的转录与释放，炎性因子产生放大炎症效应，刺激星状
细胞向成纤维细胞转化，导致肝纤维化的发生。另外，乙醛与多种蛋白形成的乙
醛加合物具有很强的免疫原性，刺激机体产生抗体引起免疫损伤，导致包括蛋白
酶在内的重要蛋白质以及 DNA 的损伤。

"二次打击"学说认为：酒精因素作为初次打击，通过氧化应激促使反应性氧
化物增加，而诱发肝脏脂肪聚集；在氧化应激相关的脂质过氧化及炎性细胞因子
的作用下，脂肪变的肝细胞发生第二次打击，造成炎症、坏死和纤维化。

3. 酒精性肝病的症状

（1）脂肪肝是酒精肝的早期阶段，酒精性脂肪肝发生迅速，一次醉酒几
小时后即可发生肝脂肪变，如果一段时间内不再饮酒且注意饮食，脂肪
肝会很快地恢复正常。酒精性脂肪肝症状隐匿，如果仍然酗酒，脂肪肝会进行性
发展，可出现类似肝炎的消化道症状如肝区疼、上腹不适、腹疼等。少数有黄疸、
水肿，维生素缺乏。可见肝大，触诊柔软、光滑边钝、有弹性感或压痛，但脾脏
增大较少。由于肝细胞肿胀和中央静脉周围硬化或静脉栓塞，可造成门静脉高压，
表现有腹水发生，但无肝硬化。严重者可因低血糖、脂肪栓塞而死亡。

（2）酒精性肝炎是酒精肝的中期阶段，酒精性肝炎的消化道症状较重，可
有恶心、呕吐、食欲减退、乏力、消瘦、肝区疼等。严重者呈急性重型肝炎或肝
衰竭。

（3）酒精性肝硬化是酒精肝的晚期阶段，实际上，在出现肝硬化之前还有个

过渡阶段，也就是肝纤维化阶段。酒精性肝硬化多在 50 岁左右出现，80% 的患者有 5~10 年较大量的饮酒史，除一般肝硬化症状外，还有营养不良、贫血、蜘蛛痣、肝掌、神经炎、肌萎缩、腮腺肿大，男乳女化、睾丸萎缩等症状较肝炎后肝硬化多见。早期肝大，晚期肝缩小，脾大不如肝炎后肝硬化多见。腹水出现较早，常合并溃疡病。

4. 酒精性肝病临床怎么诊断

（1）有长期饮酒史，一般超过 5 年，折合乙醇量男性≥40g/d，女性≥20g/d，或 2 周内有大量饮酒史，折合乙醇量 >80g/d。但应注意性别、遗传易感性等因素的影响。乙醇量（g）换算公式 = 饮酒量（ml）× 乙醇含量（%）×0.8。

（2）临床症状为非特异性，可无症状，或有右上腹胀痛、食欲减退、乏力、体质量减轻、黄疸等；随着病情加重，可有神经精神症状和蜘蛛痣、肝掌等表现。

（3）血清天冬氨酸氨基转移酶（AST）、丙氨酸氨基转移酶（ALT）、γ- 谷氨酰转肽酶（GGT），总胆红素（TBil），凝血酶原时间（PT），平均红细胞容积（MCV）和缺糖转铁蛋白（CDT）等指标升高。其中 AST/ALT>2、GGT 升高、MCV 升高为酒精性肝病的特点，而 CDT 测定虽然较特异但临床未常规开展。禁酒后这些指标可明显下降，通常 4 周内基本恢复正常（但 GGT 恢复较慢），有助于诊断。

（4）肝脏 B 超或 CT 检查有典型表现。

（5）排除嗜肝病毒现症感染以及药物中毒性肝损伤和自身免疫性肝病等。

符合第 1、2、3 项和第 5 项或第 1、2、4 项和第 5 项可诊断为酒精性肝病；仅符合第 1、2 项和第 5 项可疑诊为酒精性肝病。

5. 酒精性肝病的临床分型

（1）轻症酒精性肝病：肝脏生物化学指标、影像学和组织病理学检查基本正常或轻微异常。

（2）酒精性脂肪肝：影像学诊断符合脂肪肝标准，血清 ALT、AST 或 GGT 可轻微异常。

（3）酒精性肝炎：是短期内肝细胞大量坏死引起的一组临床病理综合征，可发生于有或无肝硬化的基础上，主要表现为血清 ALT、AST 升高和血清 TBil 明显增高，可伴有发热、外周血中性粒细胞升高。重症酒精性肝炎是指酒精性肝炎患者出现肝衰竭的表现，如凝血机制障碍、黄疸、肝性脑病、急性肾衰竭、上消化道出血等，常伴有内毒素血症。

（4）酒精性肝硬化：有肝硬化的临床表现和血清生物化学指标的改变。

6. 如何治疗酒精性肝病

治疗酒精性肝病的治疗原则：戒酒和营养支持，减轻酒精性肝病的严重程度，改善已存在的继发性营养不良和对症治疗酒精性肝硬化及其并发症。

（1）戒酒：戒酒是治疗酒精性肝病最重要的措施，戒酒过程中应注意防治戒断综合征。

（2）营养支持：酒精性肝病患者需良好的营养支持，应在戒酒的基础上提供高蛋白、低脂饮食，并注意补充维生素 B、维生素 C、维生素 K 及叶酸。

（3）药物治疗：

1）糖皮质激素可改善重症酒精性肝炎。

2）美他多辛可加速酒精从血清中清除，有助于改善酒精中毒症状和行为异常。

3）S- 腺苷蛋氨酸治疗可以改善酒精性肝病患者的临床症状和生物化学指标。多烯磷脂酰胆碱可防止酒精性肝病患者的组织学恶化趋势。甘草酸制剂、水飞蓟素类、多烯磷脂酰胆碱和还原型谷胱甘肽等药物有不同程度的抗氧化、抗炎、保护肝细胞膜及细胞器等作用，临床应用可改善肝脏生物化学指标。

4）酒精性肝病患者肝脏常伴有肝纤维化的病理改变，故应重视抗肝纤维化治疗。目前有多种抗肝纤维化中成药或方剂。

5）积极处理酒精性肝硬化的并发症如静脉高压、食管胃底静脉曲张、自发性细菌性腹膜炎，肝性脑病和肝细胞肝癌等。

6）严重酒精性肝硬化患者可考虑肝移植，但要求患者肝移植前戒酒 3~6 个月，并且无其他脏器的严重酒精性损害。

7. 酒精性肝病的预后

酒精性肝炎具有较高的独立死亡危险因素，较非活动性肝硬化更易导致死亡。根据一组肝活检组织学研究发现，脂肪肝患者的预后最好，4~5 年的生存率是 70%~80%；酒精性肝硬化伴有酒精性肝炎患者的预后最差，4~5 年的生存率是 30%~50%；而酒精性肝炎或肝硬化患者的预后介于两者之间，4~5 年的生存率是 50%~75%。

（五）脂肪肝相关的问题

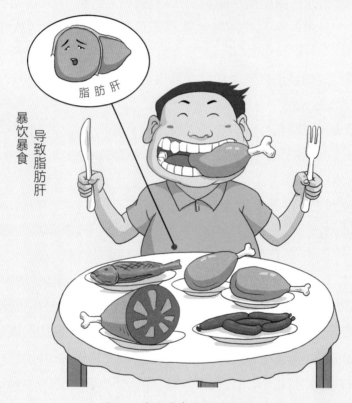

图 15 暴饮暴食导致脂肪肝

1. 什么是脂肪肝

脂肪肝是指由各种原因引起的肝细胞内脂肪堆积过多的病变，是一种常见的肝脏病理改变，而非一种独立的疾病。脂肪性肝病正严重威胁国人的健康，成为仅次于病毒性肝炎的第二大肝病，发病率在不断升高，且发病年龄日趋年轻化。正常人肝组织中含有少量的脂肪，如甘油三酯、磷脂、糖脂和胆固醇等，其重量约为肝重量的 3%~5%，如果肝内脂肪蓄积太多，超过肝重量的 5% 或在组织学上肝细胞有 50% 以上的脂肪变性时，就可称为脂肪肝。其临床表现轻者无症状，重者病情凶猛。一般而言，脂肪肝属可逆性疾病，早期诊断并及时治疗常可恢复正常。

脂肪肝是肝细胞内蓄积异常增多的脂质的状态，主要为中性脂肪甘油三酯（>50%），其他脂类成分、糖原、蛋白质及水分也相应增加，但常伴磷脂/胆固醇酯比例下降。脂质是自然界中能为机体利用的有机物质，可分为脂肪和类脂两大类，脂肪即甘油三酯或称三酰甘油，类脂主要包括磷脂、糖脂、胆固醇及其酯等。肝脏是机体脂类代谢的中心，它能合成和储存各种脂类，不仅供应肝脏，而且供应全身的需要。脂质成分在体内处于相对平衡而不断变化的状态，它们在体内受饮食、营养、激素及肝功能状态等影响而进行调节。正常情况下在肝脏与脂肪组织之间经常有甘油三酯的循环，而肝脏氧化脂肪酸的能力有一定的限度，但再酯化成甘油三酯的能力几乎无上限，如果经常发生则导致肝脏甘油三酯的堆积，形成脂肪肝。

2. 脂肪肝的发病率

脂肪性肝病是遗传-环境-代谢应激相关性疾病，它包括酒精性肝病（ALD）和非酒精性脂肪性肝病（NAFLD）两大类。当前酒精性肝病的发病率居高不下，而非酒精性脂肪性肝病的发病率也正不断攀升，且起病渐趋低龄化，已成为发达国家和地区的第一大肝病，在我国亦有望成为慢性肝病的首要病因，所以其流行现状也愈来愈不容忽视。数据表明，西方国家普通成人 NAFLD 患病率为 20%~33%，肥胖症患者单纯性脂肪肝患病率为 60%~90%，亚洲国家略低，但呈现快速增长且呈低龄化发病趋势，2 型糖尿病和高脂血症患者 NAFLD 患病率分别为 28%~55% 和 27%~92%。在我国，虽然病毒性肝炎得到了有效控制，但脂肪性肝病却也以惊人的速度在增长，有数据报告，白领中检出脂肪肝的比例已达到 20% 以上，且也有渐趋低龄化的倾向，更为严峻的是，非酒精性脂肪性肝病还与 2 型糖尿病、代谢综合征及其相关心脑血管事件密切相关，已发展成为公共健康问题。

3. 脂肪肝的发展有几个阶段

非酒精性脂肪性肝病可以根据疾病进展的不同病理阶段分为：单纯性脂肪肝、脂肪性肝炎、肝纤维化及肝硬化，直至肝癌。

（1）单纯性脂肪肝：肝脏的病变只表现为肝细胞的脂肪变性。根据肝细胞脂变范围将脂肪肝分为弥漫性脂肪肝、局灶性脂肪肝，以及弥漫性脂肪肝伴正常肝岛。

脂肪肝的发病机制复杂，各种致病因素可通过影响以下一个或多个环节导致肝细胞甘油三酯的积聚，形成脂肪肝：

① 高脂肪饮食、高脂血症以及外周脂肪组织分解增加导致游离脂肪酸输送入肝细胞增多。

② 线粒体功能障碍导致肝细胞消耗游离脂肪酸的氧化磷酸化以及氧化减少。

③ 肝细胞合成甘油三酯能力增强或从碳水化合物转化为甘油三酯增多，或肝细胞从肝窦乳糜微粒，残核内直接摄取甘油三酯增多。

④ 极低密度脂蛋白（VLDL）合成及分泌减少导致甘油三酯转运出肝细胞发生障碍。

当①和③进入肝细胞的甘油三酯总量超过②和④消耗和转运的甘油三酯时，甘油三酯在肝脏积聚形成脂肪肝。

（2）脂肪性肝炎：是指在肝细胞脂肪变性基础上发生的肝细胞炎症。据统计，长期大量嗜酒，40% 左右会出现这种情况，而非酒精性脂肪肝一般很少发生脂肪性肝炎。

（3）脂肪性肝纤维化：是指在肝细胞周围发生了纤维化改变，纤维化的程度与致病因素是否持续存在、脂肪肝的严重程度有关。酒精性肝纤维化可发生在单纯性脂肪肝基础上，而非酒精性肝纤维化则是发生在脂肪性肝炎的基础上。肝纤维化继续发展则病变为脂肪性肝硬化。

（4）脂肪性肝硬化：脂肪性肝硬化是脂肪肝病情逐渐发展到晚期的结果。近年来，随着酒精性肝病和非酒精性肝病的增多，脂肪性肝硬化已占到中国肝硬化病因的第二位（第一位是病毒性肝炎及肝硬化）。在酒精性肝炎中肝硬化的发生率为 50% 以上，少部分非酒精性脂肪肝也会发展成为肝硬化。

由此可见，脂肪肝三个阶段是可以逆转的，一旦发展成为肝硬化，其病情就会加重，难以逆转。因此，及时发现、及时治疗脂肪肝，对于控制病情、恢复健康非常重要。

4. 脂肪肝的诊断方法和标准

脂肪肝的临床表现一般与脂肪肝的程度及其病理分期密切相关，轻度单纯性脂肪肝可无临床症状，大多数患者常在健康体检或因其他疾病进行肝脏影像学检查时发现，从而确诊脂肪肝。中度或重度脂肪肝特别是病程长、并发脂肪性肝炎、进展性肝纤维化的患者，临床表现比较明显，与其他慢性肝病一样，出现的症状无特异性，主要的表现有食欲减退、恶心、乏力、肝区疼痛、腹胀，以及右上腹压迫感或胀满感，肝脏轻度或中度肿大，肝脏表面光滑，边缘较圆钝，质地正常或稍硬而无明显压痛，肝功能酶学指标异常等，但肝大程度与病情轻重无关。虽然肝活检仍然是诊断脂肪肝及其分型和分期的"金标准"，但是在临床实践中，肝活检诊断往往不太可行，因此，目前主要依据生化指标和肝脏影像学（B超、CT、磁共振）检查诊断。生化指标主要是血清转氨酶，包括丙氨酸氨基转移酶（ALT）、天冬氨酸氨基转移酶（AST），迄今为止仍被认为是反映肝细胞损害的"金标准"，通常脂肪性肝炎时伴血清转氨酶增高，但部分单纯性脂肪肝患者血清ALT亦可增高，故生化指标亦难以与肝脂肪变程度相一致，因此影像学诊断成为十分重要和实用的临床诊断手段。目前国内外专家都推荐影像学检查作为脂肪肝诊断的重要方法。当肝脏脂肪化达到10%时实时超声图像便可出现异常，当肝脏脂肪化达到30%~50%时超声多可准确诊断。所以腹部超声检查简便、实用宜行。

5. 脂肪肝有什么危害

研究报告，长期大量饮酒，首先造成脂肪肝，然后可经酒精性肝炎和/或酒精性肝纤维化发展为肝硬化，严重者发展为肝衰竭或肝癌。在欧美国家中，大量饮酒（男>80g/d，女>40g/d）引起脂肪肝和肝硬化的时限分别为5年和20年，但有患者在小于上述饮酒量及饮酒时限时也发生了肝硬化。慢性嗜酒者中约57.7%发生了脂肪肝，20%~30%最终发展为肝硬化。非酒精性脂肪性肝病必须经过非酒精性脂肪性肝炎（NASH）这一中间阶段才会发生肝硬化，研究表明，部分NASH患者在初诊后10年内可发生进展性肝病和肝病相关死亡。此外，糖尿病、心脑血管疾病等代谢紊乱相关事件也已成为影响脂肪性肝病远期预后的重要因素。因此，非酒精性脂肪性肝病已成为21世纪全球重要的公共健康问题之一，也是我国越来越重要的慢性肝病问题。随着当代医学模式的改变，社会现实要求临床医生必须将预防保健与医疗工作相结合。

6. 如何控制、治疗脂肪肝

（1）培养健康行为：有研究表明，在相同年龄情况下，基本健康行为越多，健康状况越好。基本健康行为或生活方式包括，每日正常规律的三餐而不吃零食，每日吃早餐，每周2~3次的适量运动，适当的睡眠（每晚7~8小时），不吸烟，保持适当的体重，不饮酒或少饮酒，心理平衡与自我调适等。

（2）平衡膳食、合理营养：低热能，即不超过标准体重热能要求；低脂肪，烹调方式选择蒸、氽、拌、煮；高蛋白，尽可能选用一些优质蛋白的原料；高纤维素，适量碳水化合物，选用粗粮，含糖量低、纤维素丰富的蔬菜；多种维生素，选用含维生素B、维生素C丰富的荤素食物与水果；少盐，忌刺激性的调料；食物品种多样化；少喝含糖饮料和果汁。一日三餐定时限量，早餐要吃饱、中餐要吃好、晚餐大半饱，避免过量摄食、进零食（特别是甜食）、吃夜宵等不良习惯，以免扰乱代谢功能，诱发肥胖、糖尿病和脂肪肝。

（3）健身与增加运动：应根据自身情况，坚持参加中等运动量的体育锻炼，并持之以恒。避免养成久坐少动的习惯，就增加热量消耗而言，能坐则不躺，能站则不坐，能走则不站，能快则不慢。坚持体育运动可以培养正常而有规律的生活习惯。

（4）重视体检：定期进行体格检查，具体包括身高、体重、腰围、血压、血糖、血脂、肝功能及肝脏B超等，以便在早期检出和发现肥胖症、糖尿病、高脂血症及其相关疾病，及时采取措施阻止病情发展，做到未病先防、有病早治。

（六）日常生活中的注意事项

1. 生活中如何预防肝癌

（1）饮食：纳"粗"拒"霉"少吃"硝"

1）饮食要营养、丰富：应注意饮食中营养物质的平衡，不可偏食，平时要多吃蔬菜、水果、粗粮，少吃精米、精面、动物性脂肪和低纤维素食物。因为粗粮、蔬菜、水果中含有丰富的矿物质、维生素，对预防肝癌有利。

2）不吃霉变食物：保存好家里的食用粮食，防止发生霉变。不能吃发霉的食物，这类食物中含有黄曲霉毒素，此种物质致癌，因此吃发霉的食物也容易引发肝癌。

3）勿多食烧烤及腌制食品：不吃或少吃含有亚硝胺类物质多的食物，如酸菜、咸菜、咸鱼、香肠、烧烤等，因为亚硝胺类也是一种可能的致癌物质，会诱导肝癌的发生。

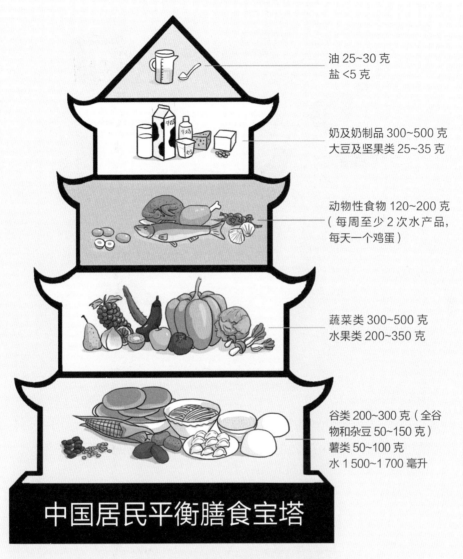

油 25~30 克
盐 <5 克

奶及奶制品 300~500 克
大豆及坚果类 25~35 克

动物性食物 120~200 克
（每周至少 2 次水产品，
每天一个鸡蛋）

蔬菜类 300~500 克
水果类 200~350 克

谷类 200~300 克（全谷
物和杂豆 50~150 克）
薯类 50~100 克
水 1 500~1 700 毫升

中国居民平衡膳食宝塔

图 16 科学饮食：我国居民膳食宝塔

（2）戒烟、戒酒，健康生活

戒除吸烟、喝酒等不良习惯。有人认为喝葡萄酒、啤酒、少量的白酒可以活血化瘀，其实并不是这样的，酒精对人体都有害。胃里的胃黏膜对人体有保护作用，酒精能把胃黏膜消化掉，导致胃的细胞受伤，食物中的有毒物质就容易被胃吸收，引起酒精性肝炎，降低肝脏及全身的免疫功能，损害肝脏的解毒功能。这就是为什么过量饮酒的人解毒功能差，易引起酒精性肝硬化的原因，并且一部分肝硬化会转变为肝癌。

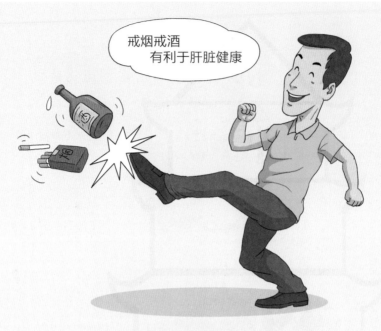

图 17 戒烟戒酒

（3）多锻炼、心放宽

1）经常锻炼：除在特殊情况下不宜运动外，每个人都应该适时进行体育锻炼，以有效提高各器官的免疫功能，进而避免肝细胞的癌变，预防肝癌。

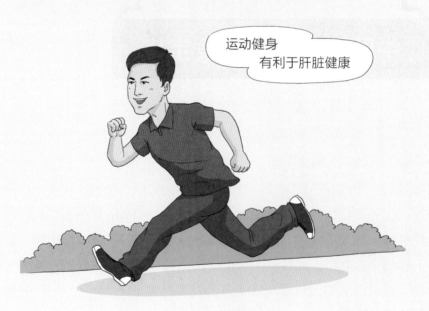

图 18 运动健身

2）保持积极乐观心态：据统计，约有 90% 以上的肝炎患者有心理问题。长时间的情绪低落，会导致一系列的神经、内分泌和免疫功能的变化，使血液中的 T 淋巴细胞（淋巴细胞是主要的抗癌细胞）明显减少，导致肿瘤生长的机会和速度增加。因此，生活中应时刻保持一种积极乐观的心态，正确对待疾病。

2. 肝炎肝硬化患者在生活中需要注意哪些问题

肝炎肝硬化患者是肝癌的高危人群，除了应该进行充分的定期肝癌筛查，以及针对肝炎进行规范的治疗以外，肝炎肝硬化患者在生活中也有一些事项应该加以注意。饮食上要注意均衡营养，补充优质蛋白质，摄入新鲜蔬菜水果，避免吃含大量添加物或者辛辣、发霉食物，必要时可摄入复合维生素，切勿服用来路不明的偏方中草药、保健品或者增强免疫药品，这些药物都可能在肝脏内代谢而加重肝脏负担，适得其反。肝硬化患者起居作息要规律，并务必保持排便通畅，因为这样可以保证氨等代谢产物及时排出体外，如果存在便秘等情况，可以适当服用部分导泻药物如乳果糖等。必须严格戒酒，尤其是长期饮酒导致酒精性肝硬化的患者。明确有脾功能亢进导致血小板低下的患者，可能会发生牙龈出血、鼻出血或者不明原因的皮肤淤青，这都与血小板低、凝血功能差相关，在日常生活中应该避免磕碰，使用软毛牙刷，保持口腔黏膜湿润。有胃底食管静脉曲张，或者曾经发生过出血的患者，应该注意饮食为软食，并尽量咀嚼软烂，切勿食用粗糙或者尖锐的食物，导致静脉破裂出血，有致命危险。有腹水患者应该减少液体摄入，在医生的指导下适当服用利尿药物，补充离子，或者可能需要住院治疗。

（刘铭　闫晓峦）

四、肝癌的早期发现

　　早期肝癌通常没有明显的症状，且大部分表现并不特异典型，诸如上腹不适等症状在很多消化道良性疾病如胃病中也可能会有表现，所以单纯依据症状往往很难准确和在早期预警肝癌的发生，甚至可能延误治疗。而一旦出现诸如腹胀、腹痛、乏力、黄疸等严重症状，则往往提示肿瘤已经进展为晚期。因此肝癌的早期发现，最主要还是通过肝癌高危人群的筛查和正常人群的定期健康体检来实现。针对肝癌的检查手段多种多样，但并不是所有检查都适用于肝癌体检，通过简单的 B 超以及抽血化验，就能发现大部分的早期肝癌。下面我们将针对肝癌早期发现的相关常见问题进行一一回答。

1. 哪些人群需要进行肝癌的早期筛查

合并肝癌高危因素的人群，应定期进行肝癌的筛查。肝癌发生的高危因素包括：具有乙型肝炎病毒和 / 或丙型肝炎病毒感染；过度饮酒；非酒精

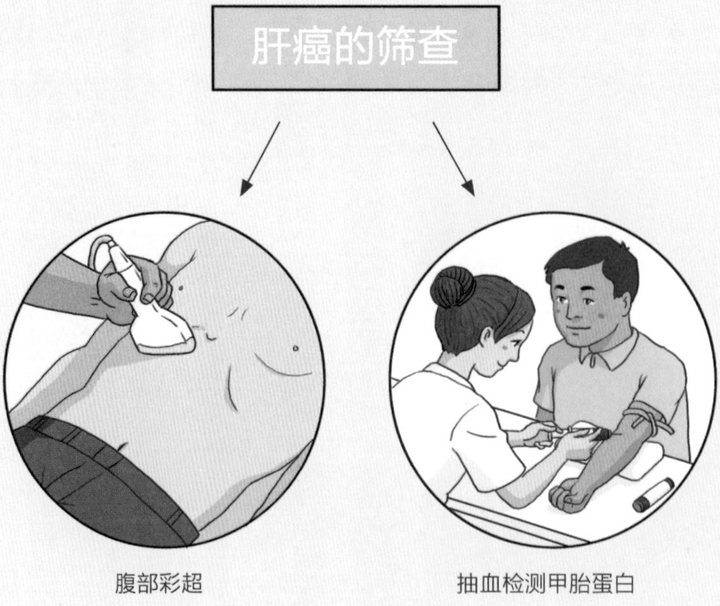

腹部彩超　　　　　　　　　抽血检测甲胎蛋白

图 19　肝癌筛查

性脂肪性肝炎；长期食用被黄曲霉毒素污染的食物；各种其他原因引起的肝硬化；有肝癌家族史人群。

对于具有以上肝癌高危因素的人群，建议男性从 35 岁开始，女性从 40 岁开始，至少每 6 个月进行 1 次肝癌的筛查，筛查项目包括腹部 B 超以及甲胎蛋白（AFP）的化验。

2. 乙肝患者的体检与正常人群的常规体检一样吗

乙肝患者是发生肝硬化、肝癌的高危人群，不仅要积极地抗病毒治疗，也要定期进行肝癌早期筛查，因此其体检当然不能跟其他正常人群一样。没有上面提到的肝癌高危因素的人群通常每年进行一次常规体检就可以。但乙肝患者应该每 6 个月进行一次体检，检查项目除了筛查肝癌的甲胎蛋白和腹部 B 超，也要进行乙肝 DNA 滴度、乙肝五项以及肝功能的检查来评估肝炎的控制情况。这样也有助于早期发现肝硬化、肝癌，从而尽早治疗。

3. 常规体检进行腹部 B 超检查有什么意义

腹部 B 超检查方便、快捷且易于进行，具有广泛可用性和无创性，经济成本低，是肝癌高危人群进行肝癌筛查的最有效和常用的手段，对于发现早期肝癌具有重大意义。此外，超声检查还可以实时地评估肝内血管的通畅性和是否存在肿瘤侵犯血管的情况，从而帮助外科医生规划手术。但是由于超声检查本身受设备、医生经验以及患者腹部条件影响较大，有一定的主观性，因此也有可能无法发现一些小的早期肿瘤。此外，超声检查本身对于小肝癌、不典型肝癌以及其他一些难以鉴别的肝脏良性肿瘤的诊断有一定困难。尽管有一些超声特征能够提示肝脏病变为肝癌，包括肿瘤边界不清、内部回声粗糙不均匀以及低回声结节等，但随着肿瘤生长，回声类型可能会

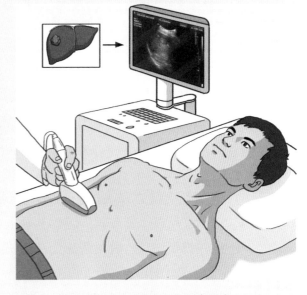

图 20　肝脏肿瘤的超声筛查

变为等回声或高回声，导致与周围正常肝组织难以区分。尤其当病变位于右膈下、肠道气体较多，或患者体型肥胖时，超声观察就更加困难。一些报告发现，超声检测肝癌的准确性大约为80%。近年来，新的超声技术，特别是超声造影剂的应用，在一定程度上进一步提高了超声诊断肝癌的准确性。总之，超声检查仍然是目前国际公认的肝癌筛查的最佳手段。但由于超声本身的敏感性以及条件限制，对于超声发现的可疑病变，需要通过其他检查手段来进一步明确肿瘤的诊断和分期。

4. 哪些检查异常可以提示发生肝癌的可能

肝癌的临床诊断取决于三大因素，即慢性肝病背景（乙肝、丙肝、酒精肝等肝病史），影像学检查结果以及血清甲胎蛋白（AFP）水平。而对于大于1cm以上的病灶，一般需要腹部超声、CT或者MRI等两项以上影像学检查均考虑肝癌才能明确诊断。这也是为什么目前建议肝癌高危人群每6个月复查一次腹部B超以及血清甲胎蛋白的原因。乙肝感染患者在接受规律抗病毒治疗后应定期复查肝炎病毒定量。

如上所述，腹部B超是最常用、最经济便捷的肝癌筛查影像学手段。通过超声检查可初步明确肝内有无占位性病变，如果超声能发现超过1cm以上的可疑病灶，就需要通过进一步检查明确肝癌诊断。一般来讲，好的超声设备以及有经验的医师通过检查都能发现1cm以上的肝癌，并鉴别占位病变性质，了解肿瘤与肝内重要血管的关系和肝内及邻近器官的播散情况，显示肝内管道及其属支是否有瘤栓等。AFP也是肝癌的重要肿瘤筛查指标，通过抽血化验即可检查，方便快捷。但是需要强调的是，AFP仅仅是肝癌的辅助检验指标，AFP值正常也不代表没有肝癌。目前认为血清AFP≥400ng/ml持续1个月或≥200ng/ml持续2个月，并能排除其他原因引起的AFP升高，包括妊娠、生殖系胚胎源性肿瘤、活动性肝病及继发性肝癌等，就需要高度警惕原发性肝癌。在后文中将对甲胎蛋白在肝癌筛查中的作用进行详细介绍。

5. 腹部超声检查发现肝占位都是肝癌吗

如上文所述，通过超声可以发现很多肝内占位，但并不代表所有发现的病灶都是肝癌。有一些病灶通过超声检查可以明确确定为良性肿瘤或者提示转移性肿瘤。超声下提示肝癌的病变特征包括：病灶边界不清，粗糙且不规则的内部回声。小肝癌常呈低回声，肿瘤增大后可能变为等回声或高回声。此外，超声能发现的其他常见肝脏肿瘤包括：肝血管瘤、肝囊肿、局灶结节增生（FNH）、肝腺瘤、肝硬化结节、胆管细胞癌、转移性肝癌等。他们都有各自特异的超声下的表现。

肝血管瘤的超声检查通常表现为边界清晰的均质强回声肿块，也有个别不典型血管瘤为低回声，若无法确定性质，则需要进一步完善检查。肝囊肿常表现为无回声单房性液性暗区，伴后方回声增强。FNH 在超声检查中可表现为高、低或等回声，部分 FNH 患者能看到典型的中央瘢痕表现。肝血管瘤，肝囊肿，FNH 均为良性肿瘤，不影响生命，一般情况下也不需要进行外科干预。

肝炎肝硬化患者在进行超声筛查时需要警惕鉴别肝硬化结节和肝癌，通常情况下，肝硬化结节为较小的强回声结节，与肝癌的表现不同，但是当肝硬化结节处于癌变前的不典型增生，可能与肝癌的表现相同，需要进一步检查鉴别诊断。肝腺瘤是一种潜在的恶性肿瘤，其病灶往往较大且位于肝右叶，通常在超声下呈强回声，如果病灶有出血，可能会发现中央低回声区。肝内胆管细胞癌超声常表现为均质低回声包块。偶尔也可能呈低、等或高回声，可看到肿瘤远端的肝内胆管扩张。肝转移瘤的超声表现则更多变，一般而言，来源于腺癌的转移瘤呈多发、低回声表现。但是超声检查没有特定特征能够完全区分胆管细胞癌、肝转移癌或者肝癌，一般都需要进一步检查以明确。

6. 甲胎蛋白是什么，对于肝癌有提示作用吗

甲胎蛋白（AFP）是一种糖蛋白，正常情况下在妊娠期由胎儿肝脏和卵黄囊产生，血清 AFP 升高可见于妊娠期、性腺来源的肿瘤和多种其他恶性肿瘤。很多肝癌患者的血清 AFP 浓度会升高，但是，有慢性肝病但无肝癌的患者也可能出现血清 AFP 升高。丙型肝炎导致肝硬化的患者也可能会出现 AFP 轻度升高。

对于既往有肝硬化病史或乙型肝炎患者出现血清 AFP 升高，则应关注是否已发展为肝癌。一般认为，AFP 持续升高的肝硬化患者发展为肝癌的风险高于 AFP 值波动或处于正常水平的患者。然而，并非所有的肝癌均分泌 AFP，多达 40% 的小肝癌患者，其血清 AFP 浓度在正常范围内，因此这部分患者的 AFP 诊断肝癌的准确性较低。尽管 AFP 诊断肝癌并不是一个绝对必要条件，但它仍然是重要的预后指标。目前国际上认为，如果影像学检查明确发现肝内占位且伴有 AFP 升高，就可以临床诊断肝癌。因此对于肝癌高危人群，AFP 也是必须要做的定期筛查内容。

7. 其他的肿瘤标志物对于肝癌是否有提示作用

由于血清 AFP 测定存在局限性，有学者对其他几种血清标志物用于肝癌患者的诊断或预后判定进行了评估。维生素 K 缺乏或拮抗产生的凝血酶原 II（PIVKA II）在肝癌的诊断方面也显示出良好的前景。研究显示，肝癌患者的 PIVKA II 水平显著高于慢性活动性肝炎、转移性肝癌患者和正常人群。其他已经研究过的肝癌相关血清标志物包括：肿瘤相关的 γ- 谷氨酰转肽酶同工酶，尿转化生长因子 -β-1，循环细胞间黏附分子 -1 的血清水平，血清 α-L- 岩藻糖苷酶的活性，磷脂酰肌醇蛋白聚糖 -3，Dickkopf-1 蛋白（DKK1），人羧酸酯酶 -1，乙酰肉碱等，但是目前在临床尚没有广泛应用。

8. 如果体检时发现高度可疑的病灶，如何进一步确诊

如果 B 超检查发现有超过 1cm 的不确定的病灶，则需要进行 CT 和磁共振成像扫描进一步明确诊断。CT 是目前检出肝癌的有效、简便的方法之一，通过注射碘对比造影剂进行增强扫描，可以提高病灶检出率。由于肝癌主要是动脉为主进行供血，因此 CT 图像上可以有典型的"快进快出"的表现。但是也有一些肝癌肿瘤并没有典型的影像学表现，在动脉期和门脉期显像均为等密度而可能被漏诊。此外，CT 对小肝癌、不典型肝癌以及其他需要鉴别的肝脏良性肿瘤的诊断也有一定困难，这时候就需要结合磁共振成像（MRI）检查综合分析诊断。

相比于 CT 或者超声检查，磁共振成像的优势在于组织分辨率高，无放射性辐射，富含更多的序列，扫查时间更长，可以多方位、多序列成像，对肝癌病灶内部的组织结构变化如出血坏死、脂肪变性等显示更清晰，所含影像学信息更加广泛，对于肝癌有更高的特异性和敏感性，能够更好地帮助临床医生结合不同的功能成像序列，综合判断肿瘤的性质。肝癌在 MRI 的 T_2 加权像上表现为高信号，T_1 加权像上表现为低信号，还有弥散像等许多其他时相可以帮助对肝癌进行诊断。近年来新兴的普美显增强核磁进一步提高了 MRI 的敏感性，尤其对于小于 1cm 的肝脏肿瘤。但是磁共振成像检查是不适合体内有金属支架、起搏器等金属植入物患者的。

对于仍然无法确定性质的肝脏肿瘤，且患者为肝癌高危人群或者伴有 AFP 升高的高危因素，还可以选择进行肝动脉介入造影。介入不仅是肝癌的一种治疗手段，也是一种很好的诊断方法。其原理是通过外周动脉伸入导管，在导丝引导下放置到供应肝脏的动脉，注射造影剂或者药物，然后立刻进行 CT 或 MRI 等影像

学检查，这样能够更加准确地发现小肝癌。尽管肝动脉造影是一种创伤性检查，但目前技术已经相对比较成熟，也是比较安全的诊断治疗方法。

PET-CT 扫描一般不常规应用于肝癌筛查，其主要用于检测原发肝癌还是转移性肝癌、有无肝外转移和肿瘤分期、评估疗效和预测预后等，但由于肝癌摄取 FDG 的程度不一，且 PET-CT 费用较高，这也限制了 PET-CT 在原发性肝癌检查中的应用，因此目前一般不常规应用在肝癌诊断和分期评估中。

目前尽管肝癌的临床诊断已得到国内外的广泛认可，但如果上述影像学手段均无法确定是否为肝癌，可能需要进行穿刺活检。穿刺活检一般是通过超声或者 CT 引导，通过穿刺针穿刺肝内的肿瘤，取出部分肿瘤组织进行病理检查，明确肿瘤性质。如果通过病理切片能够很明确地看到肝细胞癌的细胞存在，那就能证实是肝癌。

9. 肝癌在早期有哪些症状

临床上常见到有症状的肝癌患者，肿瘤往往已处于中晚期，让医生扼腕叹息的是，这时候很多患者已错失了最佳的治疗时机。直径小于 5cm 的肝癌可能没有任何症状，而从无症状的肝癌发展到有临床症状，则需要 3~6 个月的时间。如果错过这一段时间，治愈率将大受影响。因此，肝病患者如何能通过一些蛛丝马迹的表现提前警惕发现肝癌并及时治疗，对于提高患者的长期生存率非常重要。如上文所述，肝癌患者在早期筛查发现肝癌时，往往都没有明显的症状。部分患者可能存在轻度上腹疼痛、肝区不适、体重减轻、食欲下降、疲乏无力、腹部胀满等表现。但是通常这些症状都与患者基础的肝炎肝硬化疾病相关，并非肿瘤的特异性症状。除了上述与慢性肝病相关的症状外，若肝硬化由代偿期恶化为失代偿期时，也可能伴随出现腹胀（大量腹水）、胃底食管静脉曲张破裂出血引起的呕血或黑便、肝性脑病、门脉高压脾功能亢进导致血小板及白细胞降低等，此时也应该高度警惕肝癌的发生。由于血小板减低，部分患者还容易出现牙龈出血，或者不明原因的皮肤瘀斑；而白细胞低则可能导致患者的免疫力下降，容易发生感染。此外，肝硬化患者还容易出现腹部皮肤的毛细血管曲张，部分腹壁血管迂曲会形成"水蛇头"样的表现。有的患者在躯干以上部位，尤其是面、颈和手部会出现毛细血管扩张症，表现为一个中心点向周围呈辐射形的小血管分支，形态似蜘蛛，故而称为"蜘蛛痣"。还有患者手掌的大拇指和小指根部的大小鱼际处皮肤出现片状充血，或是红色斑块，加压后变成苍白色，称为"肝掌"。

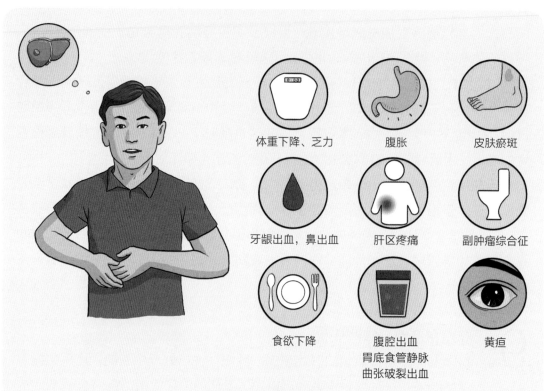

体重下降、乏力　　　腹胀　　　皮肤瘀斑

牙龈出血，鼻出血　　肝区疼痛　　副肿瘤综合征

食欲下降　　腹腔出血　　黄疸
胃底食管静脉
曲张破裂出血

图 21　肝癌的早期表现

　　除此之外，还有一些症状提示肝癌。若出现上腹包块，剧烈疼痛或者明显的消瘦乏力等症状，常常提示肝癌已经处于进展期。胆管受侵犯或者肝内胆管受压迫、胆道出血可能会引起黄疸，但是部分有慢性肝病的患者由于肝功能恶化也可能会出现黄疸，此时需要及时就诊。肿瘤破裂引起的腹腔内出血，常引起剧烈腹痛伴腹部膨隆，可能会危及生命，常需急诊紧急进行手术止血。此外，还有可能发生与肿瘤坏死相关的发热，称为"副肿瘤综合征"，例如：低血糖、红细胞增多、高钙血症或严重的水样腹泻等。这些症状并非特异性的肝癌症状，很多其他肿瘤或者疾病往往都会伴随出现，出现上述症状时也需要去医院就诊，请医生进行评估。

（徐达）

五、肝癌的检查方法、诊断和分期

有肝硬化或者怀疑肝脏有肝癌的患者需要做哪些检查来进行诊断和鉴别诊断，是我们需要了解的内容。由于价格低廉、操作简便，腹部超声和血清 AFP 是筛查肝癌的常用检查方法。临床上肝癌的诊断主要结合肝炎病史和增强 CT、增强 MRI、超声造影、普美显 MRI 等影像学检查来确定，必要时可通过穿刺活检来明确诊断。

诊断肝癌以后，临床医生要对肝癌进行分期。分期对于预后评估、合理治疗方案的选择至关重要。简单来说，即是对肿瘤的"局限"或"播散"程度进行评估，然后才能进行治疗选择。

肝癌的分期主要根据肿瘤大小、肿瘤数目、血管侵犯、肝外转移和肝功能来确定。目前国际上常用的肝癌分期是 BCLC 分期，我国学者也根据我国肝癌患者的特点建立了中国肝癌的分期方案（China liver cancer staging，CNLC 分期）。

接下来，我们从肝癌的检查方法、诊断和分期几个方面逐一进行介绍。

（一）肝癌的检查方法

1. 肝脏长了肿瘤，如果怀疑是肝癌，可以做哪些检查

怀疑肝癌的患者，除了常规查体外，可以进行的检查包括"影像学检查"和"血液学检查"。影像学检查包括：腹部超声（US）检查、计算机断层扫描（CT）、磁共振成像（MRI 或 MR）、选择性肝动脉造影（DSA）和正电子发射计算机断层成像（PET-CT）等检查。

"血液学检查"包括：血常规、肝肾功能、凝血、乙肝/丙肝筛查、乙肝/丙肝病毒滴量、血清肿瘤标志物检查等。

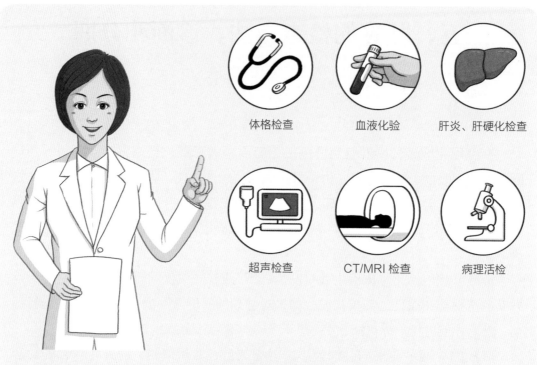

图 22 肝癌的检查手段

2. 不同影像学检查的优缺点是什么

（1）腹部超声（US）检查：US 检查已成为肝脏检查最常用的重要方法，优点是操作简便、直观、无创性和价廉。该方法可以确定肝内有无占位性病变，提示其性质；而实时 US 造影（超声造影 CEUS）可以动态观察病灶的血流动力学情况，有助于提高定性诊断的准确性。

（2）计算机断层扫描（CT）：目前是肝癌诊断和鉴别诊断最重要的影像检查方法，用来观察肝癌形态及血供状况，肝癌的检出、定性、分期以及肝癌治疗后复查。肝脏占位进行多排 CT 扫描应该在富有经验的影像学中心进行；同时需要进行平扫期、动脉期、静脉期和延迟期的四期扫描检查，病灶局部应进行 5mm 薄扫，并且高度重视影像学检查动脉期强化的重要作用。肝细胞癌的影像学典型表现为在动脉期呈显著强化，在静脉期其强化不及周边肝组织，而在延迟期则造影剂持续消退，因此，具有高度特异性。缺点是费用相对较高，有一定辐射损伤。

（3）磁共振成像（MRI 或 MR）：无放射性辐射，组织分辨率高，可以多方位、多序列成像，对肝癌病灶内部的组织结构变化如出血坏死、脂肪变性以及包膜的显示和分辨率均优于 CT 和 US。对良、恶性肝内占位，尤其是与血管瘤的鉴别，可能优于 CT；同时，无需增强即能显示门静脉和肝静脉的分支；对于小肝癌 MRI 优于 CT，目前证据较多。另外，MR 功能成像技术（如弥散加权成像、灌注加权成像和波谱分析）以及肝细胞特异性对比剂的应用，均可为病灶的检出和定性提供有价值的补充信息，有助于进一步提高肝癌的检出敏感率和定性准确率以及全面、准确地评估多种局部治疗的疗效。缺点是费用高、检查时间长。

上述三种重要的影像学检查技术，各有特点，优势互补，应该强调综合检查，全面评估。

（4）选择性肝动脉造影（DSA）：目前多采用数字减影血管造影，可以明确显示肝脏小病灶及其血供情况，同时可进行化疗和碘油栓塞等治疗。DSA 是一种侵入性创伤性检查，可用于其他检查后仍未能确诊的患者。

（5）正电子发射计算机断层成像（PET-CT）：PET-CT 是将 PET 与 CT 融为一体的功能分子影像成像系统，既可由 PET 功能显像反映肝脏占位的生化代谢信息，又可通过 CT 形态显像进行病灶的精确解剖定位。同时进行全身扫描可以了解整体状况和评估转移情况，达到早期发现病灶的目的，可了解肿瘤治疗前后的大小和代谢变化。但是，PET-CT 肝癌临床诊断的敏感性和特异性还需进一步提高，不推荐其作为肝癌诊断的常规检查方法，可以作为其他手段的补充。

3. 血清肿瘤标志物检查都有哪些，有什么意义

血清 AFP 及其异质体检测：AFP 是诊断肝癌的重要指标和特异性最强的肿瘤标志物，国内常用于肝癌的普查、早期诊断、术后监测和随访。

血清酶学及其他肿瘤标志物：包括 γ-谷氨酰转肽酶（GGT）及其同工酶、α-L-岩藻苷酶（AFU）、异常凝血酶原（DCP）、高尔基体蛋白 73（GP73），5-核苷酸磷酸二酯酶（5'NPD）同工酶、醛缩酶同工酶 A（ALD-A）和胎盘型谷胱甘肽 S-转移酶（GST）等，还有异常凝血酶原（DCP）、铁蛋白（FT）和酸性铁蛋白（AIF）等。部分肝细胞癌患者，可有癌胚抗原（CEA）和糖类抗原 CA19-9 等异常增高。

4. 化验提示甲胎蛋白升高，一定是得肝癌了吗

对于 AFP≥400μg/L 超过 1 个月，或≥200μg/L 持续 2 个月，排除妊娠、生殖腺胚胎癌和活动性肝病，应该高度怀疑肝癌。但仅靠 AFP 不能诊断

所有的肝癌，AFP 对肝癌诊断的阳性率一般为 60%~70%，有时差异较大，强调需要定期检测和动态观察，并且要借助于影像学检查甚或 B 超导引下的穿刺活检等手段来明确诊断。

5. 我做了平扫 CT，医生为什么坚持要我做增强扫描

肝脏的肿瘤包括很多种，除了肝癌以外，还有肝囊肿、肝血管瘤、肝转移癌、肝脓肿、肝肉瘤、肝脏局灶性结节性增生、肝腺瘤或者肝包虫病等，上述肿瘤的性质和治疗截然不同。临床实践中，在肿瘤筛查方面往往会做 B 超或者平扫的 CT，其优点是创伤小、辐射少。但不足之处在于，平扫的 CT 上肿瘤多数会呈现为低密度影或者与肝实质相同的密度影，没有办法鉴别是哪一类的肿瘤。想鉴别及诊断，必须做增强影像学扫描，即注射造影剂扫描不同的时相进行区分诊断。

典型表现：①肝癌：增强动脉期（主要动脉晚期）病灶明显强化，门静脉或平衡期强化下降，呈"快进快出"强化方式；②肝囊肿：在动脉期、门静脉或平衡期均无强化；③肝血管瘤：在动脉期病灶明显强化，在静脉期仍持续强化，超过周边的肝实质，呈现为"快进慢出"的强化方式。

所以，只有打造影剂进行增强影像扫描才可能进行诊断和鉴别诊断，这也是为什么医生坚持要患者做增强扫描的原因。当然，如果患者有过敏史，一定要向就诊医生和影像科检查医师、护士如实告知，避免出现严重的过敏反应，造成不必要的风险。

6. 增强 CT 的造影剂有副作用吗

增强 CT 选择的造影剂是碘剂，注射剂量极少，并且很快会通过尿液排出体外，所以常规造影使用量对患者造成的损害非常小。

造影剂可能出现的副作用类型包括：①轻度反应：局部疼痛，潮红，灼热感，头痛头晕，恶心呕吐，喷嚏流涕，咳嗽，结膜充血，胃痛，发痒发麻，少量局部荨麻疹；②中度反应：全身大量荨麻疹，颜面四肢水肿，胸闷，气急，声音嘶哑，心慌气短，全身冷汗，脉搏细速，血压偏低，肢体抖动；③重度反应：面色苍白，大汗淋漓，呼吸急促、困难，手足厥冷，唇、肢端发绀，脉搏细速，血压下降或测不到，大小便失禁，昏迷，甚至心跳呼吸停止。

尽管副作用发生率极低，但以下患者需要慎重或者禁止使用增强 CT 扫描：

①造影剂过敏患者；②糖尿病患者：服用二甲双胍的糖尿病患者，可以在停药 48 小时后使用造影剂。造影后造影剂在肾脏中蓄积，为了防止给患者造成损害，建议继续停服 3 天二甲双胍；③甲状腺异常：如患者甲状腺功能亢进，建议少用含碘造影剂。

7. 慢性肝病或者肝硬化的患者，发现了肝脏结节，该怎么办

根据国家卫健委颁布的《原发性肝癌诊疗规范（2019 年版）》，慢性肝病和 / 或肝硬化的患者，发现了肝脏结节，应该按照以下流程进行检查，如果诊断肝癌，进入诊疗流程；如果不能诊断肝癌，2~3 个月后进行随访，如仍排除肿瘤，每 6 个月进行随访。

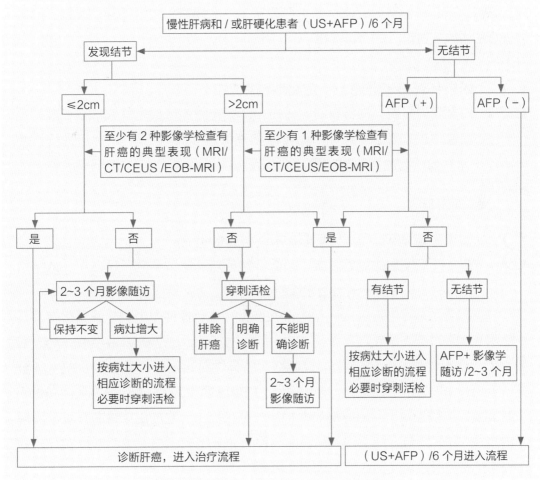

图 23　慢性肝病和 / 或肝硬化患者的检查流程图

（二）肝癌的诊断

1. 肝癌的诊断标准是什么

原发性肝癌主要包括肝细胞癌（hepatocellular carcinoma，HCC）、肝内胆管癌（intrahepatic cholangiocarcinoma，ICC）和 HCC-ICC 混合型 3 种不同病理学类型，三者在发病机制、生物学行为、组织学形态、治疗方法以及预后等方面差异较大，其中 HCC 占 85%~90%，因此，通常所说的"肝癌"特指肝细胞癌。肝癌的诊断标准包括两类，一是病理学诊断标准，另一是临床诊断标准。

（1）病理学诊断标准：肝脏占位病灶或者肝外转移灶活检或手术切除组织标本，经病理组织学和 / 或细胞学检查诊断为肝癌，此为"金标准"。

（2）临床诊断标准：在所有的实体瘤中，唯有肝癌可采用临床诊断标准，国内、外都认可，一般认为临床诊断主要取决于三大因素，即慢性肝病背景、影像学检查结果以及血清 AFP 水平。

2. 如果怀疑得了肝癌，一定要取病理吗

前文我们提到，在所有的实体瘤中，只有肝癌可采用临床诊断标准。也就是说只有肝癌，可以不需要取病理即可诊断为"癌"，并且进行抗肿瘤治疗。而其他所有的实体瘤都需要取病理才能诊断为"癌"，否则只能称之为肿瘤。

3. 如果不取病理，怎么通过临床资料诊断肝癌

结合肝癌发生的高危因素、影像学特征以及血清学分子标志物，依据路线图的步骤对肝癌做出临床诊断。

（1）有乙型病毒性肝炎或丙型病毒性肝炎，或有任何原因引起肝硬化者，至少每隔 6 个月进行 1 次超声及血清 AFP 检测，发现肝内直径≤2cm 结节，动态增强 MRI、动态增强 CT、超声造影或肝细胞特异性对比剂普美显增强 MRI 4 项检查中至少有 2 项显示动脉期病灶明显强化、门静脉期和 / 或平衡期肝内病灶强化低于肝实质即"快进快出"的肝癌典型特征，则可作出肝癌的临床诊断；对于发现肝内直径 >2cm 结节，则上述 4 种影像学检查中只要有 1 项典型的肝癌特征，即可临床诊断为肝癌。

（2）有乙型病毒性肝炎或丙型病毒性肝炎，或有任何原因引起肝硬化者，随

访发现肝内直径≤2cm 结节，若上述 4 种影像学检查中无或只有 1 项检查有典型的肝癌特征，需进行肝病灶穿刺活检或每 2~3 个月的影像学检查随访并结合血清 AFP 水平以明确诊断；对于发现肝内直径 >2cm 的结节，上述 4 种影像学检查无典型的肝癌特征，需进行肝病灶穿刺活检以明确诊断。

4. 如血清 AFP 升高，但是影像检查没有发现典型的肝癌表现怎么办

有乙型病毒性肝炎或丙型病毒性肝炎，或有任何原因引起肝硬化者，如血清 AFP 升高，特别是持续升高，应进行影像学检查以明确肝癌诊断；如未发现肝内结节，在排除妊娠、慢性或活动性肝病、生殖腺胚胎源性肿瘤以及消化道肿瘤的前提下，应密切随访血清 AFP 水平，并且需要每隔 2~3 个月进行 1 次影像学复查。

5. 肝脏穿刺活检会引起肿瘤播散转移吗

肝穿刺活检是一项非常成熟的操作，患者只需要局部麻醉，在 B 超或 CT 引导下使用特定的肝穿刺活检枪经过皮肤对肝脏或肝上的肿物进行引导

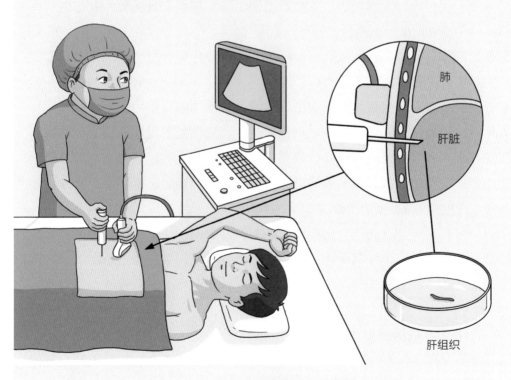

图 24 肝穿刺活检示意图

穿刺，抽取肝脏组织标本后进行病理检查。

1958 年德国医生 Menghini 第一次报道了"经皮细针肝穿刺活检"，该方法因其便捷、安全，被迅速推广，已成为最常用的肝活检技术。"细针"就是指肝穿刺针，这是一种直径约 1~2mm 的中空针，针上有控制穿刺深度的装置，当穿刺针刺入肝脏后，在切割、抽吸作用下，针芯内就会填塞一定量的肝组织，作为我们的检测样品。目前最常用的是超声引导下的穿刺，超声引导下可直视患者的肝脏部位，有效避开重要血管和其他脏器并准确定位病灶。超声定位后的整个穿刺过程只需要几分钟。另外穿刺取的肝组织很少，直径约为 1mm、长度不到 20mm，约为肝脏的五百万分之一。超声引导下穿刺可避开血管等重要组织，这一操作是很安全的，并且造成播散转移的风险微乎其微，与活检所带来的诊断获益相比是可以忽略的。

6. 除了肿瘤播散的可能外，肝脏肿瘤穿刺活检的风险有哪些

肝脏肿瘤穿刺活检通常在超声引导下，由超声科有相关经验的医师完成。

穿刺的相关风险包括：①出血及血肿，严重者可致失血性休克；②肝脏穿刺可能损伤胆管或胆囊导致黄疸、胆汁漏、腹膜炎；损伤肺膈致气胸、血气胸等；③穿刺引起疼痛；④诱发心、脑血管意外；⑤局部或全身感染；⑥虚脱、休克；以及其他不可预见且未能告知的特殊情况等。

但需要注意的是，上述的风险在有经验的医院发生率极低，但不排除患者的体质问题。医院会针对施行的检查可能发生的并发症和风险做好应对措施，一旦发生意外或并发症，医生将积极采取相应的抢救救治措施。但由于医疗的局限性及个人体质的差异，意外风险不能做到绝对避免，即便及时救治，患者仍然有可能会发生死亡、残疾、组织器官损伤导致功能障碍等严重不良后果及其他不可预见且未能告知的特殊情况；相关救治可能造成患者病情迁延、医疗费用增加、需要再次或数次检查等情况的出现。

所以患者在进行肝穿刺前一定要到专业的有经验的医院进行诊治，另外穿刺前的检查是必须的。符合穿刺活检标准才能进行穿刺，否则不能进行，以全力保障患者的安全。

7. 为什么穿刺活检要做好几次

为了提高诊断的准确率，肝穿刺标本有一定的标准，一般要求肝穿刺活检标本长 1~3cm，直径 1.2~2mm，一个标本内至少包含 6~8 个汇管区（肝

脏的一种显微结构）。而肝癌的病灶通常较大，肿瘤内部坏死较多，所以，并不是每一次的肝穿刺标本都是合乎标准的，有时候需要进行反复多次穿刺检查，才能获得满意的标本。所以为了保证取材的满意，通常要穿 2~3 针，甚至有择期重复穿刺的可能。

8. 哪些怀疑肝癌的患者不适合做穿刺活检

尽管肝脏穿刺活检的技术非常成熟，但并非所有患者都适合穿刺活检，以下几类患者做穿刺活检一定要慎重甚至禁止做穿刺活检：

（1）凝血状态较差的患者：如血友病患者（凝血时间延长、血小板明显减少）或者是长期口服抗凝药物造成凝血异常的患者。

（2）不能主动配合的患者。

（3）大量腹水或者肝衰竭的患者。

当然，最终的判断一定要交给专业的医生来做，患者要全力配合医生的评估工作并且如实告知自身的病情及用药情况，避免出现严重的风险。

（三）肝癌的分期

1. 肝癌为什么要进行分期

肝癌的分期对于预后评估、合理治疗方案的选择至关重要。经常有患者问："大夫，我得的肝癌，是晚期还是早期？"回答这个问题的前提是将肝癌患者进行分组，根据肿瘤的负荷、肝功能的情况，区分出不同类别的患者，来指导治疗和预测他的生存情况。

比如如果只有一个肿瘤，直径小于 3cm，肝功能指标正常，我们会告诉患者"您是早期的，做手术或者消融治疗，是可以治好的"。如果患者的肿瘤很多，已经侵犯了大血管，有了腹腔或肺、骨转移，那么这类患者是几乎没有治愈机会的，做手术也没有意义，所以只适合做姑息的药物治疗。当然，也有患者经过评估可以进行手术治疗，但是有的患者术后不复发，有的患者术后会出现复发转移，所以对患者进行更为细致的亚组分类是至关重要的，这样有的患者需要在手术前做介入治疗或在术后进行辅助的介入或靶向治疗，而有的患者只需要单纯手术就足够了。

肝 癌

这就是我们给肝癌做分期的意义，当然，具体分到哪一期，交给医生就好了。

2. 肝癌有哪些临床分期系统

国外有多种分期方案，如：巴塞罗那（BCLC）分期、TNM 分期（UICC/AJCC）、日本肝病学会（JSH）分期、亚太肝病学会（APASL）分期等。但是上述标准分期很复杂，并且各个标准并不统一。结合中国的具体国情及实践积累，依据患者的一般情况、肝肿瘤情况及肝功能情况，建立中国肝癌的分期方案（China liver cancer staging，CNLC），包括：CNLC Ⅰa 期、Ⅰb 期、Ⅱa 期、Ⅱb 期、Ⅲa 期、Ⅲb 期、Ⅳ期，具体分期方案如下：

CNLC Ⅰa 期：体力活动状态（performance status，PS）评分为 0~2 分，肝功能为 Child-Pugh A/B 级，单个肿瘤、直径≤5cm，无血管侵犯和肝外转移；

CNLC Ⅰb 期：PS 为 0~2 分，肝功能为 Child-Pugh A/B 级，单个肿瘤、直径 >5cm，或 2~3 个肿瘤、最大直径≤3cm，无血管侵犯和肝外转移；

CNLC Ⅱa 期：PS 为 0~2 分，肝功能为 Child-Pugh A/B 级，2~3 个肿瘤、最大直径 >3cm，无血管侵犯和肝外转移；

CNLC Ⅱb 期：PS 为 0~2 分，肝功能为 Child-Pugh A/B 级，肿瘤数目≥4 个、肿瘤直径不论、无血管侵犯和肝外转移；

CNLC Ⅲa 期：PS 为 0~2 分，肝功能为 Child-Pugh A/B 级，肿瘤情况不论、有血管侵犯而无肝外转移；

CNLC Ⅲb 期：PS 为 0~2 分，肝功能为 Child-Pugh A/B 级，肿瘤情况不论、血管侵犯不论、有肝外转移；

CNLC Ⅳ期：PS 为 3~4，或肝功能为 Child-Pugh C 级，肿瘤情况不论、血管侵犯不论、肝外转移不论。

简单来说，分期的数字越大，分期越晚，预后就越差。

3. 什么是一般健康状态评分，怎么评估

前文说到，患者的分期包含了一般健康状态评分，这个评分指的是什么？患者自己怎么评估？

一般健康状态评分是评价患者的体力活动状态（performance status，PS），即从患者的体力来了解其一般健康状况和对治疗耐受能力。HCC 通常也采用美国东部肿瘤协作组（ECOG）评分系统，具体如下：

0 分：活动能力完全正常，与起病前活动能力无任何差异。

1 分：能自由走动及从事轻体力活动，包括一般家务或办公室工作，但不能从事较重的体力活动。

2 分：能自由走动及生活自理，但已丧失工作能力，日间不少于一半时间可以起床活动。

3 分：生活仅能部分自理，日间一半以上时间卧床或坐轮椅。

4 分：卧床不起，生活不能自理。

5 分：死亡。

上述评分系统非常简便，患者或其家属对其体力状态在上述评分系统中找到对应的评分即可。可以看到，肝癌的很多后续治疗都要观察患者的 PS 评分，PS 评分过高是无法耐受手术等大的创伤性治疗的，所以 PS 评分是非常重要的评估体系和治疗基础。

4. 医生口中的"巴塞罗那分期"是什么

在就诊中，做完影像和抽血化验后，医生经常会给患者讲到巴塞罗那分期（BCLC 分期），然后告诉患者该做什么治疗。那么"巴塞罗那分期"究竟是什么？

BCLC 分期与治疗策略，比较全面地考虑了肿瘤、肝功能和全身情况，与治疗原则联系起来，并且具有循证医学高级别证据的支持，目前已在全球范围被广泛采用；对于外科医师来说是治疗策略对于手术指征控制的重要参考依据。

表2　肝癌的 BCLC 分期

分期	PS 评分	肿瘤数目	肿瘤直径	肝功能状态
0 期：极早期	0	单个	<2cm	没有门静脉高压
A 期：早期	0	单个 3 个以内	任何 <3cm	Child-Pugh A/B Child-Pugh A/B
B 期：中期	0	多发肿瘤	任何	Child-Pugh A/B
C 期：进展期	1~2	大血管侵犯、淋巴结转移或肝外转移	任何	Child-Pugh A/B
D 期：终末期	3~4	任何	任何	Child-Pugh C/D

5. 我的肿瘤就一个，体力状态也不差，但为什么医生说我肝储备功能不好，做不了手术

评估肝脏的肿瘤能否切除，最重要的就是评估肝脏的"储备功能"和"剩余肝体积"。"剩余肝体积"就是说如果切除肝脏肿瘤，预期剩余的肝体积是多少，目前可以通过软件计算。

肝脏是人体不可替代的器官，能够切除的肝体积有限，如果剩余的肝体积过小，人将无法存活。而肝储备功能反映肝脏的功能状态，它决定了肝脏所能耐受切除的最大体积。肝储备功能越好，它可以耐受的切除范围就越大；肝储备功能越不好，它能耐受的切除范围就越小，甚至不能切除。

肝储备功能就好比一个拳击手，如果他饭量够大，吃得快代谢也快，那么抗击打能力可能就会更强。肝脏也是一样，如果肝储备能力强，代表着手术的耐受性可能会更强。

6. 医生所说的肝储备功能指标有哪些

在临床实践中，医生通常采用 Child-Pugh 分级和吲哚氰绿（ICG）清除试验等综合评价肝实质功能。其中，Child-Pugh 评分即来源于我们常规的肝功能、凝血化验指标和腹部超声或 CT 等常见指标，是比较简便的评价体系。

表3　肝功能 Child-Pugh 分级

指标	1 分	2 分	3 分
血清胆红素 /μmol · L⁻¹	<34	34~50	>50
血清白蛋白 /g · dl⁻¹	>3.5	2.8~3.5	<2.8
凝血酶原时间延长 / 秒	<4.0	4.0~6.0	>6.0
腹水	无	轻	中、重度
肝性脑病	无	Ⅰ~Ⅱ级	Ⅲ~Ⅳ级

注：按积分法，5~6 分为 A 级，手术危险度小；7~9 分为 B 级，手术危险度中等；10~15 分为 C 级，是手术的相对禁忌，预后差。

Child-Pugh 评分是一个相对半定量的评价体系，对于肝切除等大手术来讲并不能完全满足临床需求，所以需要更加客观和更加量化的指标。吲哚氰绿（ICG）清除试验是目前全世界范围内应用最广泛、最被认可的检查手段。ICG 清除试验

主要是反映肝细胞摄取能力（有功能的肝细胞量）及肝血流量，重复性较好。一次静脉注射 0.5mg/kg 体重，测定 15 分钟时 ICG 在血中的潴留率（ICG-R15），正常值 <12%，或通过清除曲线可测定肝血流量。

有了 ICG 指标以后，我们就可以通过总胆红素水平等确定肝脏可以耐受的最大切除范围。举例来说，如果患者的胆红素正常、ICG 也正常，那么他最大可以耐受三叶或者两叶的切除。因此通过上述指标，再根据病灶所属的肝段以及预计的切除范围，绝大多数病灶是否可切除就可以判定出来。

当然，对于患者和家属而言，按照专业医生的评估执行最为稳妥，医生一定会给您一个最专业的意见。

7. 病理报告中的肝癌分级是什么，数字越大越好还是越坏，它跟分期有什么区别

患者在医生的评估下终于进行了手术治疗，拿到病理报告，经常会看到病理报告中描述肝癌，"Ⅲ级"，这个"Ⅲ级"是什么，比"Ⅰ"级好还是坏呢？

其实这是一个病理分级，即 Edmondson-Steiner 分级：

Ⅰ级：分化良好，核 / 质比接近正常，瘤细胞体积小，排列成细梁状。

Ⅱ级：细胞体积和核 / 质比较Ⅰ级增大，核染色加深，有异型性改变，胞浆呈嗜酸性颗粒状，可有假腺样结构。

Ⅲ级：分化较差，细胞体积和核 / 质比较Ⅱ级增大，细胞异型性明显，核染色深，核分裂多见。

Ⅳ级：分化最差，胞质少，核深染，细胞形状极不规则，黏附性差，排列松散，无梁状结构。

简单来说，就是肿瘤细胞与正常细胞的相似度，与正常细胞越接近，评级越低（如Ⅰ级），恶性程度越低；肿瘤细胞与正常细胞越不像，评级越高（如Ⅳ级），恶性程度越高。

肿瘤的分级系统与分期系统是两个概念，分期系统反映肿瘤的整体负荷。比如说，分期系统是一个房子，它反映的是房子有多大、有几个房间等；而分级系统反映具体的某个细节，比如地面是水泥面、瓷砖还是木制地板等细节。不能同一而论。

（王立军）

六、肝癌的治疗

目前，肝癌的治疗主要包括外科的肝切除术和肝移植术、局部的消融治疗、介入治疗、放射治疗、靶向治疗、免疫治疗以及中医中药治疗。由于肝脏器官来源的不足，能进行肝移植的患者数量有限，所以肝癌切除手术是目前我国肝癌根治性治疗的主要手段。对于小肝癌特别是 2cm 以下的肝癌，可以考虑微创的消融治疗。近年来，新型靶向药物和免疫治疗的出现，给不可切除的中晚期肝癌患者带来了希望。特别是靶向联合免疫治疗的综合治疗方式，不仅明显延长了中晚期肝癌患者的生存时间，也使部分患者重新获得了手术根治的机会。

······ （一）肝癌的外科治疗 ······

1. 肝癌手术方式有哪些

肝脏手术是肝胆外科最复杂的手术之一。对于可切除肝癌，具体的手术方式要根据病情来决定。一般分为以下几种情况：①靠近肝脏边缘的病灶可以局部切除；②如果病灶比较大或者侵犯了血管则可能需要做半肝甚至扩大半肝的切除；③如果病灶累及肝门部的血管和胆管，除了切除肝脏，可能还要进行胆管或血管重建；④某些情况下，特别大的外生病灶有可能侵犯邻近脏器，比如膈肌、胃肠道，为了达到根治切除的目的，往往需要进行肝切除联合其他脏器切除；⑤如果肝病进入了终末期，符合肝移植指征的患者，进行肝移植也是最终的选择。肝脏手术之所以复杂，不仅在于病灶的大小和位置，还有肝脏局部解剖结构、血管走行特点、胆道变异以及肝硬化程度等。因此，肝脏手术不能像切土豆一样，可以随意切除，必须在切除病灶和保留足够的有功能肝脏组织之间进行平衡，以保证患者的安全。

2. 肝癌切除手术，开腹还是腹腔镜

肝脏具有特殊的组织学系结构，是个血供丰富的实质脏器。通常开腹行肝癌切除手术更加有利于控制整个手术过程，减少出血，所以过去绝大多数的肝癌切除都是通过开腹手术进行的。近些年来，伴随着外科技术和器械的进步，很多肝脏手术也可以通过腹腔镜来进行，最开始肝脏左外叶、肝脏五段和六段比较靠边缘的比较小的病灶，可以通过腹腔镜来进行切除。现在包括半肝切除，甚至是做活体肝脏移植的供肝切取，部分患者也可以通过腹腔镜来完成。腹腔镜微创手术的优点是可以减少腹壁切口的大小，进而减少患者术后的疼痛，有利于康复。但是在腹腔里的操作，无论是腹腔镜还是开腹，最主要还是减少肝癌手术当中的出血和尽可能保护正常的肝脏组织，同时又能将病灶根治切除。因此无论是哪种手术方式，还是要根据患者具体肿瘤的大小、位置、数量来综合判断，而不是一味地追求微创。如果在腹腔镜手术过程当中出现不可控制的出血，甚至和腹腔镜相关的并发症，还是建议要及时中转开腹以保证患者的安全。即使是腹腔镜手术，也要通过适当的切口来把比较大的标本取出来。因此腹腔镜肝切除也不只是在腹壁上打几个小孔就可以完成手术，还需要做与病灶差不多大小的切口把病灶取出。

3. 小肝癌，切除还是消融

小肝癌又称为"亚临床肝癌"或"早期肝癌"，一般是指：单个癌结节最大直径不超过 3cm；多个癌结节数目不超过 2 个，其最大直径总和应小于 3cm。发现肝癌虽然是不幸的，但是小肝癌算是临床上的"小幸运"。因为其治疗相对容易，手段多样化，而且治疗的效果比较好。

小肝癌治疗手段的选择，应该视患者的具体情况（包括肝储备功能、肿瘤的大小部位、毗邻结构等）而定，不应一概而论。肝储备功能良好的患者，当肿瘤适宜行肝脏局部切除时，比如靠近肝脏表面或者位置不是很深，应首选手术治疗；当肿瘤毗邻重要结构，如第一肝门、大血管、胆囊等，如果技术上具备切除条件，也应该首选手术治疗。因为，此种情况局部消融治疗发生并发症机会明显增多且容易发生肿瘤灭活不完全的情况。对于位置深在肝实质中央，又不邻近大血管的病灶，此时可以考虑首选消融治疗，因为手术切除将会牺牲大多功能性肝组织；对肝储备功能差的患者，如果经评估不能耐受手术，应该首选消融治疗，因为消融治疗的微创性有利于保存患者的肝储备功能、避免肝功能不全的情况发生。总

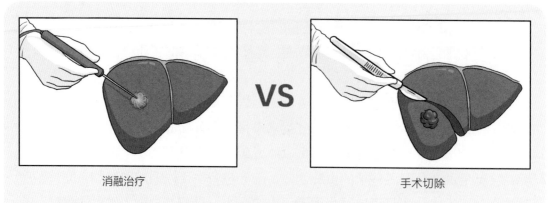

消融治疗　　　　　　　　　　　　　　　手术切除

图 25　小肝癌手术切除还是消融

之，可切除的小肝癌首选治疗是手术切除，具备条件的小肝癌也可以行消融治疗，常用的方式主要是微波和射频消融，现有的研究显示小肝癌有选择地行消融治疗的疗效与手术类似。

4. 巨大肝癌还能手术吗，是不是手术容易扩散

巨大肝癌一般是指直径超过 10cm 的肝癌。能否手术切除需要从肿瘤局部情况、肝脏功能和患者全身状态这三个方面综合考虑，不是单纯由肿瘤的体积大小来决定。实际上，只要预测可以保留足够体积的有效残余肝脏且患者耐受手术的能力良好，即便是紧邻大血管的巨大肿瘤，也可安全地实施手术切除。手术前需要患者在门诊做全面的检查和评估：①影像学检查（腹部加强磁共振或 CT）：详细了解肿瘤的大小、位置、与大血管的关系等病灶的局部特征，明确大肝癌在技术上能否做到根治切除；②实验室检查：了解肝功能贮备情况。如果预计切除范围比较大，还需要测算残余肝脏体积。一般没有肝硬化的肝脏，肝脏残余 30% 是允许手术的。但是对于肝硬化较重的患者，即使技术上可以做切除手术，但也有可能因为出现肝衰竭的风险较大而不能手术；③心肺功能检查：根据年龄、既往病史和心肺情况综合评估患者能否耐受手术和麻醉。对于排除了转移可能的巨大肝癌患者，通过手术切除肝癌还是有治愈的可能。巨大肝癌做切除手术本身不会引起扩散，但是巨大肝癌存在微血管浸润或肝内微小转移的比例高于小肝癌，因此其术后复发和转移的风险也高于小肝癌。尽管如此，手术仍是可切除巨大肝癌的最优治疗选择。

5. 有门静脉癌栓的肝癌患者还能手术吗

由于肝癌的生物学特性和肝脏解剖学特点，肝癌细胞容易侵犯肝内的脉管系统尤其是门静脉系统，形成门静脉癌栓。对于肝癌合并门静脉癌栓的患者，因其病期偏晚，病情复杂，生存期不乐观。目前主张多学科联合会诊综合治疗的方法，包括手术、免疫治疗、靶向治疗、介入及放疗等。通常可切除肝癌合并一侧肝叶的门静脉癌栓，可以采取手术切除的方法，术后辅助介入、靶向药物以及局部放疗等，部分患者也能取得较好的疗效。而肝脏肿瘤比较大不易切除且合并门静脉主干癌栓的患者，建议通过药物及放疗的方法争取让肿瘤缩小降期，可以延长生命甚至可以获得手术机会。多发弥漫型肝癌合并门静脉癌栓患者，通常无手术可能，一般通过靶向药物或支持治疗等手段延长生命。随着免疫联合靶向药物在肝癌治疗的兴起，肝癌合并门静脉癌栓的患者有望获得更多延长生命的可能。

6. 合并肝门淋巴结转移的肝癌患者可以手术吗

肝癌合并肝门淋巴结转移在临床上并不常见。对于影像学怀疑肝门淋巴结转移的患者，如何做出治疗决策，取决于以下三种情况：①肝癌和肝门淋巴结转移均为可切除。②肝癌不可切除，肝门淋巴结转移可切除。肝癌不可切除的原因包括：巨大肝癌无法切除；肝癌合并肝内外转移；肝硬化程度重不能耐受手术。③肝癌和肝门淋巴结转移均为不可切除。上述三种情况中，第一种可以考虑肝癌切除联合肝门淋巴结清扫。后面两种情况无手术指征，一般建议药物治疗为主的综合治疗模式，包括免疫、靶向药物、介入及放疗等。肝门淋巴结转移是肝癌预后不良的指标之一。肝癌合并肝门淋巴结转移，即使完成切除手术，其术后复发及转移风险较高，远期生存要低于无淋巴结转移的可切除肝癌手术患者。

7. 多发性肝癌做外科切除还有意义吗

多发性肝癌临床上也比较常见，一部分患者还有手术机会。是否能够手术需要明确肿瘤的数目、大小、位置以及肝硬化程度等因素。对于≤3个肝癌病灶的患者，如果病灶技术上可切除，同时残余肝体积足够，可以考虑直接手术。如果患者的肝癌病灶 >3 个，一般还是先考虑介入或药物治疗，如果治疗效果较好或稳定半年以上的时间，再次评估后肝脏病灶为可切除，并且没有新发病

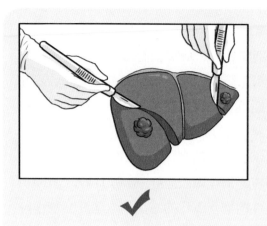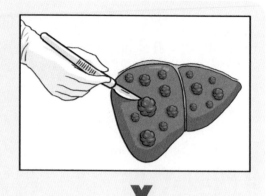

图 26　多发肝癌还做手术吗

灶，也可以考虑局部切除。对于多发弥漫的肝癌，没有手术机会，以药物或对症治疗为主。

8. 合并肝硬化的肝癌还能不能做手术切除

90% 的肝癌合并有乙肝及不同程度的肝硬化。肝硬化会引起肝脏贮备功能的下降，客观上使患者接受肝切除手术的耐受性下降。因此，肝硬化确实是肝切除手术必须要考虑的问题。但是，拟定肝切除手术的时候，能否手术需要从两个角度去考量：①根据肝脏肿瘤的大小、位置以及与血管关系计划手术切除范围，可以通过三维重建计算出残余肝的体积；②通过化验检查初步评估肝脏功能，还有一些代谢性的实验检查评估肝脏细胞的功能。残余肝体积和肝功能检测相结合，才能最终决定能否安全地实施手术。一般来说，肝硬化越重，这时候肝脏贮备功能越差，那么对于残余肝体积的要求就越高，反之亦然。所以说，合并肝硬化并不是手术的禁忌，而是要根据具体的肿瘤大小、肿瘤位置、肝脏体积、患者的体重以及肝功能结果等因素综合评价。

9. 血小板低的肝癌患者能否做肝切除手术

大部分肝癌患者合并有肝硬化，严重的肝硬化会继发脾功能亢进，结果会有部分患者血小板降低，造成患者的凝血功能不足，术中容易出血，影响手术。临床上，血小板低本身并不是肝切除手术的禁忌，但是如果肝切除范围比较大，创面容易出现渗血不止，造成大出血的危险。如果肝切除范围比较小，位置靠近边缘，血小板一般不会影响手术。但是如果患者准备做大范围肝切除，同时肝硬化较重，需要在术前充分准备，纠正血小板不足的问题。一般可以采取在术前第一天输注血小板，将血小板数值提升到正常范围比较安全。如果术前血小板极度低下，比如低于 5 万，可以考虑肝脏病灶介入联合脾栓塞手术，等待血小板上升后再考虑肝切除手术。对于肿瘤比较小、位置深，血小板特别低的患者，也可以考虑物理性消融的方法。

10. 肝癌破裂还能手术吗

肝癌破裂在临床上并不鲜见，通常发病隐匿，发展迅速。很多患者既往并无肝癌病史，往往因肿瘤破裂失血造成晕厥甚至昏迷急诊入院。因此，如果不能尽快确诊，及时抢救，可能会因失血过多而有生命危险。目前对于肝癌破裂的治疗方案通常包括保守治疗、经肝动脉栓塞治疗以及外科手术治疗。对于出血量比较大、生命体征不稳定的患者，首选在抗休克的同时紧急做手术探查，因此施行介入栓塞存在一定的风险，一旦栓塞不满意，可能来不及手术而无法挽回生命。对于生命体征稳定的肝癌破裂患者，初始可考虑行介入栓塞或保守治疗的方式，待出血控制住后，再考虑肝癌的外科治疗。肝癌破裂的患者，因肿瘤破裂随着血流进入腹腔播散，有种植转移的危险，因此，对其远期生存的预估悲观。但是，对于经充分评估可切除的患者还是建议进行积极的外科切除，术后辅助靶向药物治疗并密切监测，部分患者仍可能取得较好的远期生存效果。

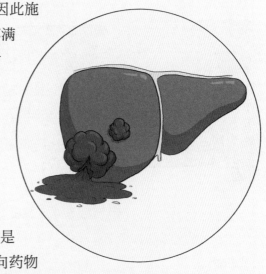

图 27　肝癌破裂出血

11. 复发后的肝癌再手术有意义吗

肝癌是恶性程度比较高的肿瘤，术后有较高的复发率。尽管手术仍是复发后肝癌的首选治疗，但是再切除仅适用于部分复发患者。如果不严格筛选手术适应证就再次进行手术，其疗效并不满意。因此，如何选择合适的病例进行再手术相当重要。目前，对于肝癌术后复发再手术的适应证尚无统一意见。日本学者推荐的肝癌患者再次肝切除的选择标准是：首次肝切除时病灶单一、离首次肝切除 1 年以上、复发肿瘤没有门静脉侵犯。我国有专家提出，肝癌肝内复发灶不超过 3 个、肝功能可代偿的患者一般具有再切除的指征，尤其是多中心起源导致复发的患者。再切除前有条件者可选择 PET-CT 检查以排除肝外的远处转移灶。肝癌术后复发再手术的长期存活率和首次肝切除术后相当，肝癌复发再手术切除仍是目前首选和最有效的治疗手段。

12. 肝癌手术为什么要放引流管

在大多数情况下，肝切除手术需要术中放置腹腔引流管。引流管一般是放置在肝的断面以及引流的最低位，经腹壁做切口引出体外，接引流袋并固定好。引流管放置在肝断面可以观察肝切除的创面是否有出血、感染、胆瘘等情形发生。如果有发生，可以尽快引出其中的液体，使患者恢复以及尽早地观察到情况，及时处理。此外也会放在最低的位置，因为液体是往最低位流出，把引流管放在低位，能够有效地排净腹腔内的积液，缓解患者的症状，促进恢复。具体的手术引流管放置还要根据各个手术方式以及具体手术方案的不同有所区别。

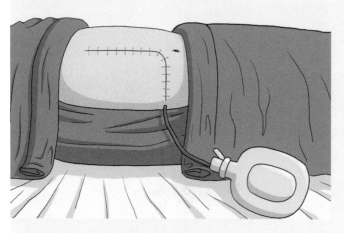

图 28　术后腹腔引流

13. 肝癌切除术后多久是危险期

临床认为肝切除术后前 3 天是危险期，因肝切除造成肝脏功能的损害，多数患者可伴有胆红素高、转氨酶高、电解质紊乱等症状，需定时进行常规检查，如血常规、肝功能、肾功能、凝血功能等。同时，密切观察腹腔引流管的颜色以及引流量，特别是在 24 小时内，要注意引流管是否有出血。多数患者经过临床用药调整后，在术后 4~5 天时，肝功能逐渐好转，表现为胆红素、转氨酶水平下降，电解质趋于平衡，且患者生命体征稳定，主诉无特殊不适，表明恢复较好。而部分患者手术切除范围较大，或肝硬化较严重，手术后易发生低蛋白血症，可表现为白蛋白较低，或胆红素、转氨酶较高，甚至手术后出现胸腹水，需积极进行对症处理。

14. 肝癌术后会有哪些问题和注意事项

肝癌患者手术出院后容易出现食欲减退、腹胀、易饱感，这种情况通常会随着时间逐渐改善，如果症状逐渐加重，应及时到医院就诊判断是否出现并发症。如果症状逐渐减轻，则不必过于担心。应戒烟、酒、咖啡、浓茶、碳酸性饮品、酸辣等刺激性食物；细嚼慢咽，吃清淡易消化的食物，忌饱食、硬食，脂肪摄入量要加以限制，尤其是一次不能吃太多动物脂肪；忌过冷食物，餐后不宜过量运动。另外手术后容易出现的不适症状是易疲劳和伤口疼痛，可适当服用止痛药物，不必太担心药物成瘾的问题，同时活动量和强度要循序渐进，慢步走是最佳方法，注意体力锻炼不要过度，以不感觉到疲劳为尺度，同时生活起居要有规律，保证充足休息和睡眠。

15. 肝癌术后出现腹水正常吗

一般在肝癌手术之后出现腹水的现象是比较正常的，腹水是肝癌术后最常见的并发症之一。腹水的病因大多是肝病，尤其是肝硬化患者，当肝功能不好时，肝硬化本身就会出现腹水。我国肝癌患者多为乙肝后肝硬化，肝癌的手术势必会切除相对正常的肝组织，这实际上是对患者肝功能的进一步损害，造成人体血清白蛋白水平的下降，从而引起血液渗透压的下降，血管里的液体会渗出进入腹腔形成腹水；另外还有一个重要原因，多数肝硬化患者合并门静脉高压，胃肠道回流的血管压力增加，客观上也会增加血管内水分的渗出而进入腹腔形成腹水。一般来说，肝硬化程度轻，肝切除范围小的患者，术后不出现腹水或比较轻微；越是肝硬化重或肝切除范围大的患者，手术造成的肝脏打击越大，出现腹水的可能也越大。术后出现腹水，主要看腹水的量和程度。大部分患者，通过使用利尿药，输白蛋白以及加强营养，腹水基本上都是可控的。一旦出现不可控的腹水，就说明术后恢复有可能出问题，应该积极查找原因，比较常见的就是合并腹腔感染或胆瘘，这时候腹水量会比较多，常规的保肝、利尿以及补充白蛋白往往难以奏效。还有一种比较严重的情况是术后肝衰竭，也可能会出现难控的大量腹水，但是会同时伴有黄疸、肝肾及凝血功能异常等表现，如果不及时处理，可能会有生命危险。

16. 肝癌切除以后肝脏还能再生吗

肝脏具有很强的再生和代偿能力，所以在切除部分肝脏后，经过一段时间的恢复，肝脏仍然能维持它正常的生理功能。这得益于剩余肝脏组织的再次生长，满足身体对肝功能的需要。肝脏切除后，其形状并不会与原来一样。但是经过一段时间的恢复，肝脏的重量，却会变得跟手术以前差不多。所以，剩余的肝脏组织会根据机体的需要，通过再生来满足生长发育所需要的肝脏功能。肝脏的再生能力的大小是受很多因素的影响的，而且因人而异。第一种是肝炎，这应该是影响肝脏再生功能最严重的因素之一，当肝炎病毒感染肝脏之后，会逐步导致肝脏组织结构的纤维化，引发肝硬化，直接减弱肝脏组织的再生能力。第二种是酒精，酒精造成肝细胞损伤的同时还抑制肝细胞的增殖，同样也会造成酒精性肝硬化的产生，所以在长期饮酒患者遭受任何形式的肝损伤（比如乙肝、药物性肝炎、肝脏外伤）时，后果都比不饮酒的人要差很多。第三种是脂肪肝，会导致肝细胞中脂肪比例增多，影响肝细胞的正常功能，而且脂肪肝也会引起肝组织结构的纤维化，同样会导致肝硬化，因此本身有脂肪肝的人，他们的肝脏再生能力会下降。

17. 哪些肝癌患者术后容易复发

肝癌术后仍有部分患者出现复发，成为影响患者远期生存的主要原因。肝癌术后复发的主要因素是肝癌在诊断时的分期，越早发现的肝癌，手术治疗效果越好，复发率越低。这也是为什么强调早期发现、早期诊断及早期治疗的原因所在。按照中国的肝癌分期标准，肝脏贮备功能良好的早期肝癌是手术切除的首选适应证，在部分中晚期肝癌患者中，手术切除有可能获得比其他治疗更好的效果，但是如果肿瘤数目超过 3 个，即使手术切除，在多数情况下其疗效不优于肝动脉介入栓塞等非手术治疗。

归纳来说，肿瘤大、数量多、血管侵犯、分化程度差等都是导致肝癌术后容易复发的因素，那么针对这样的患者，术后预防复发就更为重要了。

18. 合并乙肝的肝癌患者术后还需要抗病毒治疗吗

大量临床与实验研究均表明乙型肝炎病毒感染不仅与肝癌的发生密切相关，与术后的复发亦存在相关性。积极抗病毒治疗在延缓肝纤维化发展、保护肝功能的同时，可以降低肝癌术后复发率。乙型肝炎相关肝癌患者术后长期使用抗病毒药物，目的是将乙肝病毒的复制抑制至正常水平，对于肿瘤的复发也有很大意义，同时避免由于乙肝病毒活化影响肝脏功能，影响后续治疗的进行。

19. 肝癌手术后还要辅助治疗吗

肝癌行根治切除术后，一般不建议全身辅助化疗。但是对手术后复发风险较高的患者，可实行介入治疗，主要是针对癌肿较大，直径超过 5cm，或者肿瘤靠近血管的患者。介入疗法目的是降低肿瘤复发的风险。一般常在手术后 30 天左右进行第 1 次介入治疗。如果没有发现新病灶，可以进行化疗和碘油栓塞。然后进入治疗后 3~4 周进行 CT 或 MRI 评估，进一步确诊无新发病灶出现。如果未发现新病灶，可于 1~2 个月后进行第 2 次介入化疗。目前，免疫和靶向治疗在晚期肝癌取得了不俗的疗效，但是在肝癌术后的辅助治疗尚缺乏临床证据，需要进一步的研究来明确。

20. 肝癌术后如何定期复查

肝癌患者在接受手术后的第 1~2 年，应每间隔 3 个月复查 1 次，检查项目包括肿瘤标志物（AFP、CA19-9、CEA）、血常规、肝肾功能、腹部加强 CT/MRI 或 B 超、胸部 CT 等，如有肝炎病毒感染也应检查病毒感染状态（乙肝 DNA 或丙肝 RNA）。手术后第 3~5 年，每间隔 6 个月复查 1 次，检查项目同前。手术 5 年后，每一年复查一次，检查项目同前。此外，还需要警惕肿瘤发生肝外其他部位转移的可能，如果怀疑有骨转移时应做同位素骨扫描，或者考虑全身 PET-CT 检查。

21. 肝移植手术风险大吗，到底有多复杂

肝移植手术已经成为一个常规性的手术，手术成功率达到95%以上。它的并发症虽然比较多，但是目前与手术有关的并发症越来越少。相比较肝癌切除手术，肝移植手术要做的准备工作比较复杂，主要分几大块，一是供体的切取和修整，二是患者的麻醉，因为这个手术有三四十分钟左右的无肝期，对患者的麻醉要做充分的准备。医生麻醉前的准备一般都在半个小时到一个小时，要做导管、监测等各方面的充分准备，比其他手术复杂，所以监测的要更多。三是病肝的切取，首先要切掉患病的肝脏，这需要两三个小时。切除以后将

取回来的新肝接上。

新肝的植入要缝合、交接的部位比较多，分别是腔静脉、门静脉、肝动脉、胆管，最后要充分地止血，尤其是肝病患者血小板一般都很低，凝血功能差，所以止血是非常关键的。肝移植虽然准备工作和手术实施比较复杂，但是各项技术都比较成熟，手术还是比较安全的。

22. 对于肝癌的外科治疗，是否肝移植比肝切除效果更好

肝癌的手术中包括了肝癌切除和肝移植。肝移植一直是人们关注的治疗方法，很多人认为如果用健康的肝脏代替患有肝癌的肝脏，效果肯定是明显的。事实就是如此吗？肝移植是不是就比肝癌切除好，不是一概而论的。如何选择，目前尚无统一的标准。一般认为：对于局限性肝癌，如果患者不伴有或只有轻度肝硬化，则应优选肝切除；如果合并肝硬化，肝功能失代偿，且符合移植条件，应优选肝移植。对于可切除的局限性肝癌且肝功能代偿良好，是否可进行肝移植，目前争议比较大。欧洲专家支持的是优选肝移植，因为肝切除的复发率高，符合米兰标准的肝移植患者的长期生存率和无瘤生存率显著优于肝切除的患者。肝移植有着严格的标准，并不是所有患者都能做，通常情况下，肝移植手术是肝癌辅助治疗方法之一，不适应肝切除术的患者才应该做肝移植术。我国的标准扩大了肝癌肝移植的适应证范围，将部分分期偏晚、不能行肝切除手术的患者也纳入了肝移植的范畴。这可能会使更多的肝癌患者因手术受益，但有待于高水平的循证医学证据证实。

23. 活体肝移植是什么意思

活体肝移植就是从健康捐肝人体上切取部分肝脏作为供肝移植给患者的手术方式，如果捐肝的人和接受肝脏的人之间有血缘关系，又叫亲体肝移植。活体肝移植是解决世界性供肝短缺的重要手段。早期进行活体肝移植主要是缓解供体短缺的局面，尤其是儿童肝移植患者。该技术比传统的尸体肝移植有四大优点，一是缺血时间短，减少了因缺血再灌注损伤引起的胆道并发症。二是组织相容性好，因为活体肝移植主要是在亲属之间进行，供受体之间有一定的血缘关系，移植后发生排斥反应的概率减少，有些患者甚至产生了免疫耐受，也就是说不用再服用抗排斥的药物，受体已经把移植过来的肝脏当成"自家人"了。三是准备充足，由于手术属于择期手术，因此术前能充分了解供体、受

体肝内外血管、胆道影像；调整受体营养状态，改善全身重要脏器功能；并可进行充分的术前讨论，并制订周密的治疗方案。四是因为没有所谓供体获取材料费，所以医疗费用相对少一些，而且出于对无偿捐肝者的尊敬，一些中心减免所有的捐肝者的手术费。

当然，活体肝移植也有其不足之处，首先是捐肝者的安全问题，目前全世界范围内已经有若干位捐肝者死亡报道。其次是由于吻合的血管和胆道要比全肝移植的细，因此手术后容易发生血管或胆道并发症，包括肝脏断面的出血、胆瘘等。但随着技术的提高，尤其是显微外科技术的应用，上述的血管和胆道并发症已经明显降低。因此是否选择活体还是尸体肝移植，要从家庭经济、病情急缓以及器官紧缺与否进行综合考虑。

24. 肝移植有哪些禁忌证

肝移植的禁忌证是指在一定的临床状况下，肝移植的疗效或预后极差，而不应该成为治疗方式予以选择。一般来说，有以下情况的患者不宜做肝移植：①肝外存在难以根治的恶性肿瘤或转移；②存在难以控制的感染；③难以戒除的酗酒或吸毒者；④患有严重心、肺、脑、肾等重要脏器器质性病变不能耐受手术；⑤有难以控制的心理变态或精神疾病。此外，目前有以下情况的患者做肝移植还要慎重考虑：年龄 65 岁以上者；门静脉或肠系膜上静脉血栓者；来自胆道系统的败血症；以往有精神病史或药物滥用史。

所以，当患者首次前往移植中心求诊还未被列入肝移植受者名单之前，必须接受全面的医学评估。对肝移植候选受者的评估涉及患者的社会心理、经济状况、全身情况、其他疾病对肝移植受体的影响、患者肝脏病变程度及对机体的影响等诸多方面。肝移植候选受者除了要有肝移植的指征，同时也要具备良好的社会心理素质和经济保障，此外，还需要对那些可能在围手术期以及肝移植后影响患者预后的一些疾病和并发症进行重点评估，如食管胃底静脉曲张、门静脉血栓、心肺肾疾病等。

25. 肝移植术后长期吃药有副作用吗，能不能停药

肝移植术后，为了预防可能发生的排斥反应，患者需要长期口服免疫抑制剂，通过检测患者血药浓度，使其达到稳定的水平以获得满意治疗效果。理想的存活肝移植受者，应该包括以下几点：无慢性排斥，转氨酶和胆红素正常，白蛋白正常，无肝肾功能不全，无移植后新发糖尿病，无移植后

淋巴组织增生性疾病等。

伴随着免疫抑制剂的长期服用，随之而来的是一些可能出现的副作用，包括代谢相关的并发症（高血糖、高血脂）、肾功能损害、儿童发育迟缓、新发肿瘤的风险等。以往普遍认为，肝移植患者需要终身服用免疫抑制剂。数十年以来，在一些依从性不良的移植物受者中，出现了少数长期停药但无明显临床排斥反应征象的患者，其移植物功能良好，被称之为"临床可操作耐受"，是指在不使用免疫抑制剂的情况下，至少 1 年以上无移植物排斥反应发生，获得移植器官长期存活的现象。研究表明，停用免疫抑制剂对于肝移植术后的患者虽然是可行的，可仅约 30%~40% 的成人和 60% 的儿童患者可以自发形成免疫耐受。但是停药很可能产生移植肝纤维化等组织学异常，进而导致再次移植和死亡的风险。因此，目前关于肝移植受者术后到底能否停药的话题仍有争论，减停免疫抑制剂需要极其慎重，一定要在移植专科医生的指导下进行。

26. 肝移植术后还能正常生活工作吗

一般来说，肝移植术后 3~4 周，患者的肝功能逐渐恢复正常，如果没有其他并发症就可以出院，但是要注意经常随访复诊。患者康复出院后，需要依靠自我护理，严格按照医嘱服药，不可擅自更改或停药；掌握服药的剂量、时间、次数和方法。另外，患者应该保持生活规律，避免劳累，但是并不意味着只能整天卧床休息，适当的运动是有益的。随着身体的日渐康复，患者完全可以恢复正常的生活和工作。当然，一旦感觉到异常，不要心存侥幸，应尽快到医院就诊，复查血、胸部 X 线、超声等。另外，肝癌患者更需要在移植术后定期复查，及时进行药物治疗和其他辅助治疗预防肿瘤的复发。

（包全）

.... （二）肝癌的消融治疗 ....

1. 肝癌手术外的其他局部治疗手段有哪些

肝癌患者如果有根治治疗的机会，应首先选择根治手段，而肝癌的根治治疗手段除了前面所提及的肝移植及手术切除外，还有其他一些局部治疗手段。这里边包括通过高温的方式让肿瘤细胞和肿瘤组织发生凝固性坏死的手段，比如射频消融、微波消融、高能聚焦超声等；也包括通过低温的方式让肿瘤细胞及肿瘤组织失活的手段，比如冷冻消融；也包括通过化学药物使得肿瘤组织脱水而发生坏死的手段，比如经皮无水酒精注射；还包括通过特殊的电场的作用使得肿瘤细胞膜出现穿孔而导致肿瘤细胞坏死的手段，比如不可逆的电穿孔技术。

当然，肝癌的局部治疗还包括一些非根治性的治疗手段，比如介入治疗和放射治疗。前者是指针对肝脏局部的治疗，包括单纯只对肿瘤进行化疗的肝动脉灌注化疗，既对肿瘤进行化疗也对肿瘤供血动脉进行栓塞的肝动脉栓塞化疗，既对肿瘤进行放疗又对肿瘤供血动脉进行栓塞的肝动脉栓塞放疗，还包括对肿瘤进行微球栓塞等特殊技术的使用。而放射治疗既包括外放射治疗，也包括内放射治疗，目前在临床上应用比较广泛的是外放射治疗，它利用体外放射源发射的射线，剂量集中于肿瘤所在部位从而杀伤肿瘤，现代技术可以更好地集中剂量于肿瘤区，对残余肝脏的保护更加充分。而内放射治疗指的是将放射性粒子植入肿瘤内部，粒子放射出短距离射线，从而杀死周边较近距离的肿瘤，而对距离较远的正常肝组织则损伤不大。

2. 什么是肝癌的射频消融治疗

肝癌的射频消融治疗是目前应用最为广泛的局部根治性治疗手段之一，也是目前国内发展迅速的一种微创介入治疗肝癌的新技术。它是在 CT 或者超声的引导下，进行肝癌病灶的精准定位，然后将射频消融针插入肝癌的中心部位，然后通电使得射频消融针的工作端（有阴阳极）产生射频电流，使得肿瘤内的粒子产生震荡、发热，最终导致肿瘤组织因高温而出现凝固性坏死。因为射频消融是在 CT 或者超声引导下进行的，因此在 CT 室或者超声科来进行，通常建议全身麻醉（一般不需要气管插管）后，再进行消融治疗，可以减少术中的疼痛不适，手术耐受度比较好。肝癌的射频消融，根据不同射频针头，在射频针插入肝癌核心部位后，会从射频针的前端伸出多个电极丝（伞状针头），深入到肿瘤组织当中，或者直接在针头部工作端（线状针头）深入，再通过射频电流的输出，使得病变区域内细胞离子，震荡摩擦产生热量，从而使得肝癌组织凝固性坏死，达到治疗肝癌的目的。射频消融可以通过传统的经皮方式进行，对于特殊部分的肿瘤也可以通过开腹游离肝脏后再进行，亦可在腹腔镜下游离肝脏后再进行消融治疗，这样既可以减少患者腹壁损伤，又能保护肝周脏器免受热力损伤。

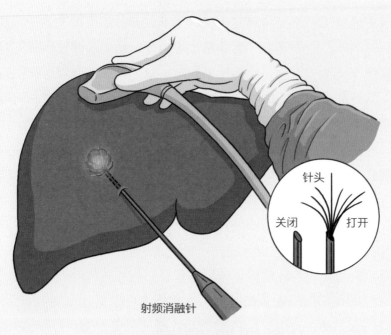

图 29　肝癌射频消融治疗示意图

3. 射频消融对肝癌治疗的疗效及副作用

射频消融利用阴阳两极间离子震荡产生的热能杀灭肿瘤。因为电极长度一般是 2cm 或者 3cm，所以其热力损伤的范围是有限的，对于较大的肿瘤一般射频消融很难达到完全毁损，因此存在较高的复发率。这是为什么现在大多数的指南都首选手术切除的原因。我国 2020 年《中国临床肿瘤学会原发性肝癌诊治指南》将射频消融作为肝癌局部治疗的一类推荐，并且推荐的肿瘤大小及数目如下：单发肿瘤、直径≤5cm，或肿瘤结节≤3 个、肿瘤最大径≤3cm；无血管、胆管或邻近器官侵犯以及远处转移；肝功能分级为 Child-Pugh A 或 B 级。而美国国立综合癌症网则推荐消融治疗用于≤3cm 的早期肿瘤，并且肿瘤位置不能靠近大的血管或胆管，也不能靠近邻近的肝外器官，尤其是≤2cm 的病灶疗效最佳。

文献报道的肝癌射频消融治疗后患者的总生存期及复发率差别很大，最主要的原因是每组患者的肿瘤大小、数目差异较大，包括部分患者肿瘤的位置不是很合适，造成了术后较高的复发率。当然，肝癌患者的生存和复发可能更多的是与肿瘤的生物学行为及肝脏功能相关。有研究表明：肝癌患者接受射频消融治疗后生存的独立影响因素包括肝脏功能 Child-Pugh 分级、肿瘤大小、肿瘤数目。意大利学者曾对等待肝移植的 50 例早期肝癌患者进行了桥接射频消融，随后患者均接受了肝移植手术，对切除肝脏进行病理分析发现 >3cm 的肿瘤完全坏死率是 29%，而 ≤3cm 肿瘤的完全坏死率是 63%，可见肿瘤大小对消融效果的影响是很大的。

　　射频消融的副作用包括：①热力损伤周围组织，比如损伤胆囊，引起胆囊穿孔、继发腹膜炎，损伤周围胃肠道导致胃肠道穿孔，引起腹膜炎，损伤膈肌，引起胸腔积液甚至感染等；②损伤肿瘤旁胆管，导致胆汁瘤感染，继发胆瘘；③邻近肝静脉损伤，出现肝静脉血栓，进一步可能发展成右心房血栓，有肺栓塞的风险；④凝固性坏死肿瘤组织继发细菌感染，肝脓肿可能；⑤肝功能损害，引起转氨酶升高、胆红素升高、凝血功能异常、腹水、肝肾综合征甚至肝性脑病等可能性。

4. 什么是肝癌的微波消融治疗

　　微波消融也是常用的热消融技术之一，它的原理不同于前面提到的射频消融。它也是在超声或者 CT 的引导下将消融针头置入肿瘤核心部位，针头部位是消融用的天线，其与体外的微波发生器连接，微波发生器随后发射磁场变化的微波，引起肿瘤内天线周围磁场发生变化，继而引起磁场内水分子的震荡、产热，当温度达到 54℃ 持续 1 分钟，或温度达到 60℃ 即刻可以使得肿瘤细胞的蛋白质发生凝固性坏死，从而达到灭活肿瘤的目的。既往消融天线较大，造成使用不方便，现在随着技术的进步，消融天线已经做得很小了，对于临床使用非常方便。微波消融具有热效率高、场强分布广、血管凝固能力强及凝固区组织坏死彻底等特点，尤其是对于血管周边的肿瘤具有很强的抗热沉降效应，其消融的形状也更接近球形，可以更好地覆盖肝脏病灶，因此目前大有赶超、甚至取代射频消融的趋势。

　　微波消融同样可以分成以下三种形式进行：一是经皮途径，经超声或其他影像学措施的引导，将消融天线插入肿瘤核心部位进行消融治疗，此方法

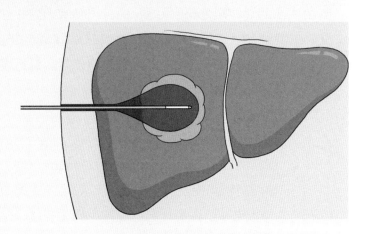

图 30　肝癌微波消融治疗示意图

最为微创；二是在开腹手术的时候，经术中超声的引导将消融天线插入肿瘤核心部位进行消融治疗，此法创伤较大，但是对经皮消融较为困难的部位此方法可以很好地显露并进行消融治疗；三是腹腔镜下游离肝脏后在超声引导下进行消融治疗，此方法既达到了微创的效果，也避免了经皮消融无法有效对难治部位病灶进行治疗的弊端，在临床上逐渐获得更多的使用。

5. 微波消融对肝癌治疗的疗效及副作用

微波消融近年来在肝癌的治疗中应用越来越广泛，适用于巴塞罗那肝癌临床分期中的部分早期（A期）患者，要求肿瘤直径≤5cm，以≤3cm为优。依据2019年我国卫生健康委颁布的《原发性肝癌诊疗规范》，对Ⅰa期及部分Ⅰb期肝癌（即单个肿瘤、直径≤5cm，2~3个肿瘤、最大直径≤3cm；无血管、胆管和邻近器官侵犯及远处转移；肝功分级Child-Pugh A或B级），美国东部肿瘤协作组-体力状况评分为0~2分的患者，推荐行局部消融或联合介入。

有研究显示：在首次治疗采用微波消融的221例肝细胞癌患者中，201例（90.95%）可以获得一次性完全消融，8例（3.62%）实现二次完全消融，余12例（5.43%）二次消融后仍未完全消融。经过微波消融治疗，这些患者的中位无复发生存期、总生存期分别为14个月、41个月。这些结果表明：微波消融在肝癌一线治疗中疗效显著，且具有良好耐受性。

微波消融死亡率≤0.36%，并发症发生率为2.4%~4.6%，可分为消融术中、术后及延迟发生类型。术中类型主要为疼痛、迷走兴奋、肿瘤破裂等。微波消融常用局部麻醉，肿瘤较大、邻近肝包膜、消融时间较长者疼痛较为明显，可引起身体不经意活动、伤及邻近组织，偶有消融被迫停止、影响疗效，甚至可诱发胆心反射。术后类型主要包括消融后综合征、胸部合并症、肝脓肿、毗邻组织损伤、门静脉或肝静脉栓塞、大出血和皮肤烧伤等。延迟发生类型主要为胆道损伤、瘘管形成、肿瘤播散及快速增殖等。

6. 射频消融与微波消融有何异同

射频消融与微波消融均属于热消融的一种。只不过两种治疗方法的具体原理有所差别。射频消融利用射频针头端的电极上的阴阳两极间形成的电磁场使得带电粒子在变化的电磁场中产生震荡，从而产热，杀伤肿瘤组织。其最大的优势是方便，并且对于3cm以下，尤其是2cm以下的肿瘤可达到满意的肿瘤灭活，但是射频消融最大的劣势是肿瘤旁较大血管（直径 3mm 以上）内相对低温的血液流动可能会带走热量，导致血管周围肿瘤组织灭活不完全，复发风险高。同时对于位于胆管周围的肿瘤，射频消融的热效应可能引起胆管损伤、胆汁瘤或胆汁外漏。微波消融则利用微波消融针头的天线在微波场的变化下使得水分子产生震荡，进而产热，杀伤肿瘤组织。

　　微波消融对比射频消融的优势是：现代微波消融技术可以消融出类球形的球体，可以更好地覆盖肿瘤，达到更有效的完全灭活；微波消融升温快，效率高，对肿瘤周围血管可能引起的热沉降效应影响不大。但是因为升温快而高，其对胆管的损伤会更严重，应避免用于胆管周围肿瘤的消融治疗。另外微波消融不需要对患者贴附回流垫，会更安全。

7. 什么是肝癌的无水酒精注射疗法

　　无水酒精注射疗法属于经皮化学消融介入治疗，其原理是在超声或 CT 等影像技术引导下直接将无水酒精注入肿瘤内，可使肿瘤细胞及其血管的内皮细胞迅速脱水，蛋白凝固，癌细胞变性坏死。另外，可使肿瘤组织中的血管壁内皮细胞变性、坏死，血栓形成，从而阻断肿瘤血供，导致肿瘤缺血坏死。镜下见炎性细胞浸润后被成纤维样细胞和胶原纤维所替代。由于肿瘤包膜的限制，注入的无水酒精主要在肿瘤内弥散分布，不易向正常组织扩散，故对正常肝组织影响较小，创伤小，患者恢复快。无水酒精注射用于肝癌的适应证包括：对于不能手术切除的肝细胞癌，肿瘤直径≤3cm 者，无水酒精注射治疗效果良好，但对肿瘤直径 >3cm，无水酒精注射单独应用疗效不佳，其原因主要是无水酒精在肿瘤中的非均质性分布，肿瘤内纤维分隔对无水酒精浸润的局限以及肿瘤丰富的血流对无水酒精的冲刷和分流，随着肿瘤结节直径的变大，无水酒精注射治疗后完全坏死率下降，疗效降低。禁忌证主要包括：①酒精过敏；②严重出凝血功能障碍；③梗阻性黄疸，可能导致术后胆汁性腹膜炎和出血，尤其是位于肝表面的肿瘤；④腹水，有腹水的患者腹水吸收后才能行无水酒精注射，同时要加强护肝措施；⑤门静脉癌栓与肝外转移。

8. 无水酒精注射对肝癌治疗的疗效及副作用

　　无水酒精注射治疗肝癌，具有安全、经济、创伤小、适用范围广、可重复治疗等优点。大量的临床实践已证实无水酒精注射是治疗小肝癌的有效方法，非对比的研究显示，无水酒精注射治疗小肝癌 3 年存活率约 47%~77%，与手术切除后患者的存活率非常接近。然而亦有一些非随机对比研究提示，无水酒精注射治疗的 3 年与 5 年总存活率不如手术，但这种对比存在许多缺陷，尤其在患者的选择上存在不一致，结论可能失之偏颇。近年亦有学者对无水酒精注射与肝切除治疗小肝癌做了随机对照研究，选择的病例（76 例）都有 1~2 个肝癌病灶，每个病灶直径≤3cm，在随访 12~59 个月后，两组患者的总存活率与无瘤存活率没有区别。尽管病例数少、随访期较短，但也可为我们正确评价无水酒精注射治疗小肝癌提供一些有用信息。

其实，无水酒精注射与手术切除之间的比较是必要的，但应该严格选择病例，同时应该认识到两者比较并不是为了互相取代，而是为我们更为正确地认识不同方法的优势，从而为进一步做出科学合理的个体化选择提供参考。至于无水酒精注射与其他局部消融方法如射频消融比较，有分析发现对直径≤2cm 的小肝癌两者治疗效果相似，但对直径 >2cm 的小肝癌，无水酒精注射则略逊于射频消融。与射频消融和微波固化相比，由于无水酒精注射不存在在消融血管周边的小肝癌因热能被血流带走而影响疗效的问题，也不存在肝内管道系统的热损伤，因此对血管及胆管周边小肝癌的治疗，无水酒精注射有其优势。但是，无水酒精注射治疗后肝内复发率较高（2 年内约 50%），但由于其价格低廉、安全、方便的独特优势，备受临床医生与患者的欢迎。无水酒精注射的副作用有发热（肿瘤坏死所致）、疼痛、血红蛋白尿，注射酒精量 20ml 以上者常有全身发红、恶心等醉酒样表现，以及转氨酶一过性升高，仅需对症处理即可。酒精注射比较安全，文献报道重大并发症发生率为 1.3%~13.4%，包括出血（<5%）、下腔静脉和门静脉血栓形成（酒精直接注入血管所致）、胆汁瘤、血胆症、急性胆管炎、肝梗死、肿瘤种植（0.65%~1.50%）、肝脓肿、右侧气胸和胸腔积液。无水酒精注射治疗后针道种植并不少见，多次穿刺肿瘤病灶更可能产生针道种植。减少治疗次数，特别是一次性多点注射方法的应用可减少针道种植的风险。

9. 什么是肝癌的冷冻消融治疗

冷冻治疗最早报道于 20 世纪 70 年代后期，当时在超声引导下将冷冻探针放置于肿瘤中心行消融治疗。冷冻探针尖端含有液氮，以 -196℃ 循环冷冻直至直径约 1cm 边缘的低回声"冰球"形成，然后通过灌入室温氮气进行融化，而后可以拔除消融探针完成治疗或进行下一轮冷冻治疗。

　　冷冻消融所造成的冷损伤是由直接损伤与间接损伤共同构成的。冷冻剂灌入后首先引起细胞外冰晶的形成，造成渗透压的变化，细胞内水流向间质，导致细胞脱水及初级损伤，这一过程部分可逆。但是，如果冷冻的过程非常迅速，大部分细胞内水来不及流向细胞外就形成了细胞内冰晶，这会对细胞膜和细胞器造成毁灭性的损伤。在随后的融化过程中，水从低张的间质流向细胞内造成细胞的进一步损伤，甚至细胞的崩裂。这样，在第二轮的冻融过程中，细胞内更多的水会形成更多致死的细胞内冰晶。另外，由于冷冻造成微血管内皮细胞的冰晶形成，引起微血管水平的血运障碍；在融化过程中，受损的内皮细胞与血小板结合，导致血栓形成和局部缺血。而且，血管损伤所导致的毛细血管通透性增加及组织的水肿加重了缺血。

10. 冷冻消融治疗对肝癌治疗的疗效及副作用

　　冷冻消融在肝癌治疗中的应用越来越多，也取得了良好疗效。有学者报道在进行冷冻消融治疗的 300 例肝癌患者中，有 165 例选择不完全消融，135 例选择完全消融，术后 1、2、3 年生存率分别为 80%、45% 和 32%。国内团队 2015 年报道了符合米兰标准的肝细胞癌患者经皮冷冻消融治疗的长期随访结果，共 1 197 个肝细胞癌病灶进行了 1 401 次冷冻消融治疗，病灶完全毁损率为 97.2%，2.8% 的患者有重大并发症，但无死亡病例。中位随访 30.9 个月，60.3% 的完全毁损患者经历复发，累计 5 年局部复发率为 24.2%，与肿瘤局部复发相关的因素包括多发肿瘤、肿瘤 >3cm 及同一病灶多次消融。总体 5 年的总生存率为 59.5%，进一步分析提示年龄 <36 岁、肝细胞癌家族史、基线乙肝病毒 DNA 定量 >10^6 copies/ml 及 3 个病灶与患者总体生存密切相关。有学者曾对冷冻消融进行了多中心随机对照研究，比较了 1~2 个病灶，直径 ≤4cm 的肝细胞癌患者行经皮冷冻消融与射频消融的局部控制率与安全性。一共 360 例患者入组，其中射频消融及冷冻消融组各 180 例，患者均为肝功能 Child-Pugh A 或 B 级的初治患者，结果显示 1、2、3 年的肿瘤局部进展率冷冻组（3%，7%，7%）明显低于射频消融组（9%，11%，11%），亚组分析，1~2cm 组和 2~3cm 组两种治疗手段的局部进展率均无明显差异，仅对于 3~4cm 组患者，冷冻治疗组的 3 年局部进展率明显低于射频消融组（7.7% 对比 18.2%）。两组患者的 1、3、5 年的总生存率无明显差异。两组患者的主要并发症亦无明显差异（3.9% 对比 3.3%）。最终研究者认为冷冻消融对于 4cm 以下的肝细胞癌的局部控制率与射频消融相当，甚至对于 3~4cm 的肿瘤冷冻消融的局部控制率占优势，而且并不增加并发症，也不影响总生存。

　　肝癌氩氦刀治疗常见的并发症主要为发热、肝功能损害、出血，相对较少的并发症为冷休克、空腔脏器瘘（胆囊、肠道等）、肝脓肿等。发热与大面积的消融、坏死组织吸收和术前低水平的白细胞有关，如果温度很高，而且持续时间长，伤口感染不能排除，应及时查明病因，并采用对症治疗。氩氦刀靶向冷冻消融术对中晚期肝脏肿瘤患者（特别是合并有肝硬化）的肝功能有一定损害，一般情况需对症进行保肝治疗，2周后肝脏功能基本可以恢复治疗前水平。出血原因有很多，首先是患者术前是否合并肝硬化、有无凝血功能及血小板异常，其次是肝包膜破裂引起出血，因此对于肿瘤距肝脏包膜 <1cm 的肝癌患者不宜使用冷冻治疗。休克是最严重的并发症，病死率高，发生原因被认为是冷冻坏死的肿瘤组织碎片吸收进入血液循环，引起一系列反应，使多器官衰竭，但是其发生率极低。

11. 消融治疗与手术治疗的比较

　　消融治疗最大的优势是微创、恢复快、对肝功能影响不大，且用于治疗肝脏肿瘤的适应证是 3cm 以下的位于肝实质深方的肿瘤，而最佳适应证是 2cm 以下的肿瘤，并且肿瘤的位置不能太表浅，不靠近胆管及较大的血管。由于对较大的肿瘤实施消融治疗有消融不完全、术后很快复发的风险。而手术切除对肿瘤大小没有严格限制，关键看残余肝脏体积及质量是否安全，且完全切除肿瘤后局部复发率很低。但是对于深方的肿瘤进行切除损失肝脏体积较大，得不偿失。而且手术切除的最大问题是患者恢复慢，对肝功能影响大，围手术期并发症发生率更高些。从总体疗效来看，对于 3cm 以下的肿瘤，消融组与手术切除组，两者的总体生存期是相当的，但消融组的肝脏复发率更高些，因此应根据患者肿瘤大小、位置、肝脏功能等进行合理的选择。

12. 什么是肝癌的不可逆电穿孔治疗

　　不可逆的电穿孔是新近出现的一种肿瘤的消融治疗手段。利用穿刺到病灶的电极产生高压直流电微秒脉冲，当细胞处于脉冲电场中时，细胞膜上的磷脂双分子层会在电场的作用下产生纳米级的孔洞，当电场的强度控制在一定水平时，这些孔洞具有可复性，临床中已经应用的电化学、电基因治疗就是基于这种可逆性电穿孔技术。但当电场强度增加到一定程度后，即高压电脉冲直接作用于肿瘤组织，会引起不可逆的细胞膜穿孔，从而引起细胞膜的通透性增加，打破了细胞的稳态，引起细胞的凋亡。与射频消融及其他热消融技术比较，不可逆的电穿孔技术最大的优势是它独特的作用机制，即非产热的灭活肿瘤细胞，对细胞外基质无明显影响，能够有效地保存靶组织内血管、胆管、输尿管等重要组织结构。甚至有研究表明不可逆电穿孔可以灭活肿瘤而保留神经组织。另外，因为不可逆电穿孔的作用机制不同于传统的热消融或冷消融技术，因此不会出现对邻近血管的靶组织进行灭活时因为局部血液灌流的影响而产生的热沉效应，且治疗时间短（<5 分钟）。不可逆电穿孔于 2011 年 10 月获美国食品药品监督管理局批准应用于临床，在临床上已被应用于肝脏、胰腺、肾脏、肺等多种器官的原发及转移恶性肿瘤治疗中，越来越多的研究结果显示出其在恶性肿瘤治疗中的疗效，国内该技术尚未用于临床。

13. 不可逆电穿孔对肝癌的疗效及副作用

动物实验研究显示，不可逆电穿孔消融区肝脏细胞完全死亡（消融区大小约 33.5mm），消融与非消融区之间仅有几个细胞厚度的边缘，血管与胆管结构正常。有学者报道采用不可逆电穿孔治疗 11 例肝癌患者共 18 个瘤灶，整体瘤灶完全消融率为 72%，而 <3cm 瘤灶完全消融率为 93%。另有报道对 44 例邻近有重要结构的肝癌实施不可逆电穿孔治疗，瘤灶完全消融率为 100%，术后随访观察 3、6、12 个月，整体局部瘤灶无复发率分别为 97.4%、94.6%、59.5%，而 <3cm 瘤灶局部无复发率分别为 100%、100%、98%，未发生治疗相关死亡事件及胆道狭窄和门静脉血栓等并发症。2020 年，有学者报道对 30 例肝脏恶性肿瘤患者进行不可逆电穿孔治疗，其中 8 例为肝癌，经 6 个月的随访无一复发。根据目前已报道的临床经验，不可逆电穿孔对于直径 <3cm 的肿瘤治疗效果较好，>3cm 的肿瘤完全消融率低，并发症相对也高，因此，与传统消融方法相比，不可逆电穿孔治疗范围较局限。但不可逆电穿孔治疗肿瘤有其独特的优势：①不可逆电穿孔的治疗时间较短，治疗效率高；②不可逆电穿孔能够保留消融区重要组织结构，最大程度保护正常功能；③不受温度沉积效应影响，消融彻底、消融边界清晰；④不可逆电穿孔治疗原理是细胞凋亡而非蛋白质变性坏死，有利于术后恢复。因此，目前不可逆电穿孔越来越受到重视，其基础研究与临床应用正在日益发展。目前的实验和临床研究虽然已经证明了不可逆电穿孔的众多优点，但仍然不能忽略其依旧存在的一些缺点和不足，如果想要实现全面的应用，必须要克服这些问题。在大量的临床研究中，患者会出现各种不良反应，例如心律失常、血压升高、酸碱平衡紊乱和不受控制的肌肉收缩等问题。这些都需要注意预防和积极处理。

（金克敏）

（三）肝癌的介入治疗

1. 什么是肝癌的介入治疗

介入治疗是在不开刀暴露病灶的情况下，在血管、皮肤上作直径几毫米的微小通道，或经人体原有的管道，在影像设备（血管造影机、透视机、CT、磁共振、超声）的引导下对病灶局部进行治疗的创伤最小的治疗方法。而肝癌介入治疗是指经股动脉插管将抗癌药物或栓塞剂注入肝动脉所营养的肿瘤组织的一种区域性局部治疗方法，它是非开腹手术治疗肝癌的首选方法，其疗效已得到肯定。从细节上看肝癌的介入治疗包括：经肝动脉化疗、经肝动脉栓塞、经肝动脉栓塞化疗以及经肝动脉内放射治疗等。肝癌的血液供应与正常肝组织并不一样，正常肝组织主要靠门静脉供血，而肝癌主要靠肝动脉供血，而且血管比较迂曲，这样就给肝癌的局部介入治疗提供了很好的理论依据。经肝动脉栓塞和/或化疗可以直接作用于肝癌病灶，使得肿瘤组织发生坏死，而对正常肝组织影响不大。

肝癌介入治疗的优点大致有以下几点：①疗效确切，治疗成功者可见到甲胎蛋白迅速下降、肿块缩小、疼痛减轻等；②肝癌介入治疗操作简单易行、安全可靠；年老体弱及有某些疾病者也可进行，不须全麻，保持清醒；诊断造影清晰，可以重复进行，便于多次对

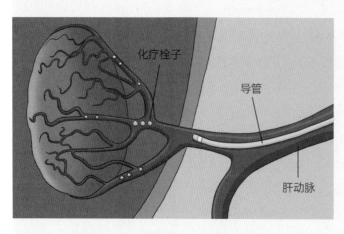

图 31　经肝动脉化疗栓塞的示意图

比；③对部分肝癌可缩小体积后作二步切除；④可作为综合治疗晚期肿瘤重要手段之一；⑤肝癌介入治疗费用相对比较低。

2. 介入治疗对肝癌的疗效及副作用

一项多中心回顾性研究纳入 476 例不可切除的肝癌患者，经肝动脉栓塞组患者对比最佳支持治疗，显示经肝动脉栓塞治疗可以显著延长患者的生存期，1 年、2 年及 5 年的生存率分别为 60.2%，39.3% 和 11.5%，而最佳支持治疗组的 1 年、2 年及 5 年生存率分别为 37.3%，17.6% 和 2%。另一项回顾性研究应用标准的经肝动脉栓塞技术（小颗粒栓塞离子充分栓塞终末血管）治疗 322 例不可切除的肝癌患者，1 年、2 年及 3 年的生存率是 66%，46% 及 33%；而对于无肝外转移或门脉受侵的亚组患者，1 年、2 年及 3 年的生存率可达到 84%、66% 及 51%；该研究还提示肿瘤 >5cm，数目超过 5 枚，存在肝外转移是患者接受经肝动脉栓塞治疗后预后不佳的危险因素。两项随机对照临床研究提示，对于不可切除的肝癌患者，使用经肝动脉化疗栓塞对比最佳支持治疗，实际生存时间有明显延长。两组患者 1 年、2 年及 3 年的生存率分别为 57%、32%，31%、11% 及 26%、3%；但是经肝动脉化疗栓塞组有更多的患者死于肝衰竭，这也提示了经肝动脉化疗栓塞治疗对肝功能影响较大。而经肝动脉化疗栓塞与经肝动脉栓塞进行比较，因为治疗方案、栓塞粒子、乳化剂的不同，精确地比较两者还很难，目前的研究显示经肝动脉化疗栓塞组可能有更好的无进展生存期，但是对总生存时间无明显影响。一项随机对照研究显示载药微球 - 经动脉化疗栓塞用于治疗不可切除的肝癌，对比常规经动脉化疗栓塞联合多柔比星，整体完全缓解率、客观反应率及疾病控制率无统计学差异；但对于 Child-Pugh B 级，美国东部肿瘤协作组评分 1 分，病灶双叶分布及复发的病灶，载药微球 - 经动脉化疗栓塞组的客观反应率更高。经肝动脉栓塞及经肝动脉化疗栓塞的主要并发症包括非病灶栓塞、肝衰竭、胰腺炎和胆囊炎等。经肝动脉化疗栓塞独有的并发症包括门脉栓子形成、骨髓抑制等，但严重的并发症比较少见。经肝动脉栓塞 / 经肝动脉化疗栓塞术后的病死率在 5% 以下。栓塞后还可能发生一过性的栓塞后综合征，即发热、腹痛、肠梗阻等。

3. 联合应用介入及消融治疗的疗效如何

介入治疗和射频消融联合应用的理论基础是经肝动脉化疗栓塞治疗后肿瘤血管堵塞，再进行射频消融治疗，不会干扰热量在肿瘤内的传递，从而更好地杀灭肿瘤细胞。回顾性研究显示对于符合米兰标准的单发或多发肝癌病灶，或单发 <7cm 的病灶，经肝动脉化疗栓塞联合射频消融对比单纯经肝动脉化疗栓塞或射频消融，有更好的客观反应率及总生存期。有研究发现经肝动脉化疗栓塞联合无水酒精注射对比单用经肝动脉化疗栓塞或无水酒精注射对于 <2cm 的肝癌有更好的生存期。另一项随机对照研究报道了联合经肝动脉化疗栓塞及射频消融对比单用射频消融对于 <7cm 的肿瘤可获得更好的总生存期及无复发生存期。其他一些研究则发现经肝动脉化疗栓塞联合射频消融对比单用射频消融的生存优势主要是针对 3~5cm 大小的肿瘤。一个包含 10 项随机对照临床研究的荟萃分析发现：对于较大的肿瘤，采用经肝动脉化疗栓塞联合射频消融或者无水酒精注射治疗，患者的总生存期优于单一疗法；而对于较小的肿瘤经肝动脉化疗栓塞联合射频消融生存上并不优于单用射频消融。总之，经肝动脉化疗栓塞联用射频消融或无水酒精注射对于较大肿瘤，尤其是对单用某一疗法无效的患者，可能有效。

（金克敏）

（四）肝癌的放射治疗

1. 什么是肝癌的放疗

所谓肝癌的放疗，是通过放射线的照射，直接杀灭肿瘤细胞。这包括外放射治疗，现代放疗最精准的放疗方式是三维适形放疗和调强放疗，另外可用的包括立体定向放疗和质子重离子放疗等技术；还包括内放射治疗，即在介入下将放射性粒子植入肿瘤内，通过粒子放射的短射线直接杀灭粒子周围的肿瘤，即常用的肝动脉栓塞放疗技术。肝脏放疗既往被认为效果不好，最大的原因是既往的技术对放射野及正常肝组织的剂量分布不能很好把控，造成对肿瘤组织的放疗剂量不够，而对正常肝组织的损伤又比较大。现在放疗技术可以将更高剂量的放射线作用于肿瘤，而对正常肝组织的保护做得更好，因此疗效有了明显的提高。几乎所有位置的肝脏肿瘤均适合放疗，一般立体定向放疗剂量为 30~50Gy，分 3~5 次完成，主要取决于正常器官 / 组织的耐受量和肝脏功能状态。也可以考虑更少的分割次数。立体定向放疗一般适用于 1~3 个肿瘤，无肝转移灶的患者，

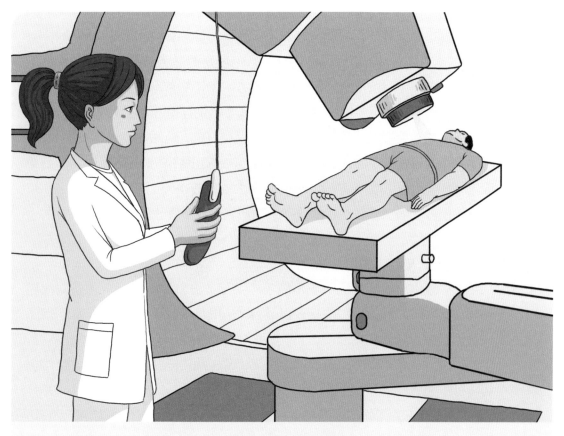

图 32 肝癌放疗示意图

对于肿瘤大小无明确限制，目前对于立体定向放疗使用的结果都来自 Child-Pugh A 级的患者，B 级患者可做尝试，而 C 级患者不建议接受立体定向放疗治疗。越来越多的证据表明放疗既可用于早期不适合手术的肝癌的根治性治疗，也可用于进展期肝癌的姑息性治疗。有证据表明放疗对肝癌伴随有门静脉癌栓的患者有较好的疗效。当然，放疗更多的是与介入治疗、靶向治疗及免疫治疗等联合应用来提高肿瘤的控制率，延长患者生存期。

2. 放疗对肝癌的疗效及副作用

有回顾性研究 1∶1 匹配了 106 例接受射频消融、106 例接受放疗的小肝癌患者（肿瘤数目≤3 个，肿瘤最大直径≤3cm），发现两组患者的 3 年生存率无明显差异（69.1% 对比 70.4%）。另一项回顾性研究则纳入 224 例不可切除、非转移的肝癌患者，分别接受立体定向放疗及射频消融治疗，结果发现立体定向放疗对≥2cm 的肿瘤疗效更佳。在中晚期肝癌中，放疗在控制肿瘤，特别是控制门静脉癌栓方面亦有一定的优势。对于可完整切除的合并门静脉癌栓的肝癌，术前行新辅助放疗有望改善患者的总体预后。一项研究显示，接受术前新辅助放疗的患者中，约20%患者的肿瘤出现了明显缩小，1年生存率为75.2%，2年生存率为27.4%，而直接进行手术切除的患者，1年和2年生存率分别为43.1%和9.4%。目前对于门静脉癌栓伴肝癌的患者的放疗范围尚有争议，应根据患者的一般状况、肝功能、肿瘤累及范围来决定放疗靶区，如原发灶较小且紧邻门静脉癌栓，则放疗范围应包括原发灶和门静脉癌栓，总有效率为45.5%~50%。放疗的主要副作用包括：肝功能损害、周围正常组织的放疗副损伤、血液学毒性等。

3. 放疗与介入治疗的联合应用

经肝动脉化疗栓塞可应用于不能手术切除的肝细胞癌，是一种有效的局部治疗方法。但肝细胞癌接受肝动脉与门静脉双重血供，因栓塞不彻底或肿瘤血管侧支循环建立等原因，经肝动脉化疗栓塞很难实现肿瘤完全缺血坏死，存在一定的局限性。目前的临床研究表明，放疗联合经肝动脉化疗栓塞治疗可提高不可切除肝细胞癌的肿瘤控制率并延长患者生存期。2015年发表的荟萃研究共纳入25篇文献的2 577例肝细胞癌患者，放疗联合经肝动脉化疗栓塞治疗患者达到治疗完全缓解和部分缓解的概率明显优于单纯经肝动脉化疗栓塞治疗患者。放疗联合经肝动脉化疗栓塞治疗者和单纯经肝动脉化疗栓塞治疗者的中位生存时间分别为22.7个月和13.5个月。但研究也发现，放疗联合经肝动脉化疗栓塞治疗在延长肝细胞癌患者生存时间的同时，也增加了胃肠道溃疡、谷丙转氨酶升高和胆红素升高的发生风险。该研究显示，不可切除肝癌患者无论是否合并门静脉癌栓，经肝动脉化疗栓塞联合放疗的综合治疗较单纯经肝动脉化疗栓塞治疗疗效更佳。

（金克敏）

（五）肝癌的系统治疗

1. 现在哪几类药物能治疗肝癌

原发性肝癌按病理分为肝细胞癌，胆管细胞癌和混合型肝癌三种类型，是我国常见恶性肿瘤之一，其中肝细胞癌发病及死亡人数均位列世界第一。由于早期肝癌往往无任何症状，大多数患者确诊时已经到了中晚期，丧失了根治性治疗机会，只能求助于药物治疗。而接受了根治性治疗的肝癌患者也具有高复发特点，为预防复发也迫切需要药物辅助治疗。但在 2007 年前，能应用于肝癌的西药屈指可数，仅有长春碱、阿霉素、丝裂霉素、顺铂、氟尿嘧啶等几种化疗药物。这些药物不良反应比较大，且肝癌本身具有多药耐药现象，也严重影响了化疗的有效性，许多患者只能被迫选择传统医药治疗。同时肝癌本身具有恶性程度高、生长速度快等特点，这就导致患者往往在确诊后很短时间去世。

2007 年，首款针对肝癌的靶向药物上市，对比安慰剂能够延长晚期肝癌患者生命，为肝癌药物治疗带来一丝曙光。此后，我国学者发现新的化疗方案较传统化疗能更有效地改善晚期肝癌患者生存，国际多个临床研究也提示新的化疗药物能够延长晚期肝内胆管细胞癌患者生命，这就给肝癌药物治疗指明了另一条道路。2017 年以来肝癌药物治疗进展更为迅速，多个靶向药物临床研究获得成功，为患者带来更多选择。而国内外研究较多的免疫治疗最近也在肝癌药物治疗领域大放异彩，多项临床研究结果提示免疫治疗能够显著延长患者生存期，甚至能够让少部分患者肿瘤完全缓解。

综上所述，肝癌药物治疗目前主要包括靶向治疗、免疫治疗、化疗及传统中医药治疗。

2. 什么是靶向治疗，肝癌都有哪些靶向药物

2018 年，电影《我不是药神》大火，剧中治疗肿瘤的靶向药物格列卫给大家留下了深刻印象。好多肝癌患者及家属看完电影后可能会问，什么是靶向药物，肝癌也有靶向药吗？在没有靶向药物之前，我们主要靠摧毁肿瘤细胞周期的方法即化疗来治疗肿瘤。但在治疗过程中人们也发现，化疗往往副作用比较大，同时也会摧毁我们人体正常细胞。因此，人们希望能找到专门针对肿瘤细胞的特异性治疗药物。随着基础研究的深入，科研工作者逐渐发现，癌基因及抑癌基因组成的多个基因传导通路以及微环境因子控制着肿瘤细胞的生长与死亡。医药公司应用这个原理开发了专门针对这些特异性通路和微环境的药物来治疗癌症，这些药物就是我们现在所说的靶向药物。

肝癌的发生发展是一个多因素参与的过程，且肝癌本身具有严重的异质性，同一肿瘤往往存在多条信号传导通路异常，因此肝癌靶向药物基本都是针对多通

路、多靶点的小分子多激酶抑制剂。目前肝细胞癌一线靶向药物有三种，包括索拉非尼、仑伐替尼和多纳非尼。二线药物包括瑞戈非尼、卡博替尼、雷莫芦单抗、阿帕替尼等。而近年来肝内胆管细胞癌基础研究提示部分肿瘤存在特异通路如 FGFR 融合、IDH1/2 突变等，针对这些特异通路的药物目前已经研发成功，部分药物如针对 FGFR2 融合靶向药物已经在美国获批。

3. 晚期肝癌靶向治疗有效率怎么样，接受靶向治疗还能活多长时间

前面提到，我国大部分肝癌患者确诊时已经丧失了局部治疗机会，这些患者往往只能接受姑息治疗，就是老百姓通俗说的保守治疗。

靶向治疗是肝癌姑息治疗的重要手段，甚至能使一小部分不能手术的患者转化为可以手术的患者。但肝癌恶性程度高，发展速度快，单独使用靶向治疗的有效率和生存时间仍不能令人满意。第一个获批上市的治疗肝癌一线靶向药物索拉非尼的客观缓解率（就是肿瘤缩小超过 30% 或肿瘤消失）在多个临床及真实世界研究中均小于 10%，疾病控制率（指肿瘤缩小、没变化或增长小于 20%）在 30% 左右，中位生存时间在 10~14 个月。另一个一线药物多纳非尼的客观缓解率和疾病控制率与索拉非尼类似，但生存期长于索拉非尼。仑伐替尼的客观缓解率在一线治疗的几个靶向治疗药物中较高，能够达到 20% 多，但生存期与索拉非尼没有明显差异。虽然这些数据均明显优于不接受任何治疗的患者，但还是不太令人满意。

肝内胆管细胞癌单独使用靶向治疗有效率取决于肿瘤突变位点，像 FGFR 融合肿瘤使用靶向药物客观缓解率可以达到 35%，而 IDH 突变的靶向治疗客观缓解率仅为 2.4%。肝内胆管细胞癌靶向治疗中位生存时间十几个月。因此，晚期肝癌患者如果肝脏功能能够代偿，身体及经济条件允许，一般还是推荐采取靶向联合其他手段治疗，可能会提高有效率和延长生命。

4. 能够手术或介入治疗的肝癌患者需要用靶向治疗药物吗

有些患者或家属朋友可能会问，晚期肝癌患者可以使用靶向药物治疗，那么对于发现肿瘤相对较早、能够接受局部治疗比如手术或者介入的患者是否需要联合靶向治疗呢？这个话题目前看还存在一些争议。

我们先看一下介入联合靶向治疗肝癌的一些研究结果。从靶向药物上市以来的回顾性研究结果来看，还是比较推荐靶向药物联合介入治疗的。比如我国近年

来发表了大量联合治疗的研究，结果均提示：联合治疗比单独应用介入治疗更能给肝癌患者带来生存获益，也就是能让患者活的时间更长。一些国外的回顾研究也得出了类似结论。因此，尽管一些前瞻研究结果仅提示联合治疗能比较好地控制肿瘤，给生存带来的获益比较有限，但是我国专家共识还是认为介入治疗可以联合靶向治疗。

我们再来看一下能手术肝癌患者是否应该使用靶向药物。这些患者除非参加临床研究或者肿瘤切除非常困难，一般不推荐术前应用靶向治疗。术后是否服用靶向药物存在一些争议。早期的国际多中心随机研究提示术后用靶向药物不能减少复发。但我国肝癌手术患者肿瘤分期总体偏晚，预后不良因素更多，比如多发肿瘤、合并门静脉癌栓等，我国的回顾性研究也提示术后高危复发人群应用靶向药物能够延长无复发时间。因此，对于复发风险非常高的患者，我们国家相关指南还是建议接受靶向药物进行辅助治疗的。

5. 肝癌做靶向治疗需要做基因检测吗，靶向药物都有哪些副作用

尽管近年来肝癌个体化治疗取得很多进展，但与其他实体肿瘤如肺癌不一样的是，现在还没有特异性的突变能帮助我们找到适合靶向治疗的肝癌患者，因此目前肝癌患者在接受靶向治疗前不需要做基因检测。而肝内胆管细胞癌则相反，据估计有接近40%的患者可能会通过基因检测找到潜在治疗靶点，因此建议肝内胆管细胞癌患者在接受靶向治疗前做基因检测。

尽管理论上靶向治疗是针对肿瘤或微环境特定靶点的治疗，副作用会比传统化疗小，但仍然还是存在不良反应。根据既往临床研究的结果，肝癌靶向治疗的常见不良反应有以下几种：①心脑血管方面的不良反应，其中最常见的是高血压；②消化系统不良反应，包括用药后腹泻、恶心、呕吐、食欲下降；③皮肤黏膜不良反应，包括手足皮肤反应、皮疹等；④对肝脏功能的影响，包括低蛋白血症、胆红素升高等；⑤对肾功能影响，包括蛋白尿等；⑥可能引起骨髓抑制，如血小板降低；⑦对全身影响，如疲乏、体重下降等。肝内胆管细胞癌靶向治疗常见不良反应包括电解质紊乱、发热、脱发、腹泻、指甲毒性、关节痛、疲劳、消化不良、头痛、味觉障碍等。

靶向药物不良反应不但会给患者带来痛苦，而且还会导致部分患者被迫停药或下调剂量，影响治疗效果。因此预防和治疗不良反应还是很有必要的。

6. 临床中该如何预防和治疗肝癌靶向药物的不良反应

上面看到肝癌靶向药物不良反应种类比较多，但一些微小的不良反应可能并不需要特殊预防和处理。我们需要警惕的是常引起停药或剂量下调的一些不良反应，其中包括手足皮肤反应、腹泻、高血压、疲乏、恶心呕吐、食欲下降及体重下降等。

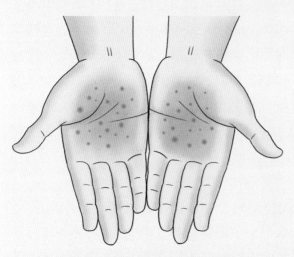

图 33　靶向药物导致的手足皮肤反应

手足皮肤反应是造成靶向治疗中断的主要原因。首发症状为手掌和足底皮肤瘙痒，手掌、指尖和足底充血，继而出现指 / 趾末端疼痛感，手 / 足皮肤红斑、紧张感，感觉迟钝、麻木，皮肤粗糙、皲裂。少数患者可有手指皮肤破损，出现水泡、脱屑、脱皮、渗出，甚至溃烂，并可继发感染。预防措施包括：在患者用药前，最好能够软化或去除掉手足表面角质化的皮肤。在治疗开始后，最好预防使用含 10% 尿素的润肤霜，穿宽松鞋子，戴棉手套，避免接触热水及含酒精的消毒剂，避免日晒，寒冷天气应注意保暖。用药期间密切监测手足反应。一旦发生，用含 20%~40% 尿素的润肤霜涂抹手足，也可用硫酸镁洗手或脚，疼痛厉害局部涂抹或口服止痛药，也可以用等量醋和水浸泡手足。反应过重者需要停药。

腹泻也是常遇到的不良反应。治疗期间尽量避免使用乳果糖，避免咖啡和酒精的摄入，避免食用辛辣刺激、脂肪含量较多或含不溶性纤维食物。口服香蕉、米饭、土豆、益生菌及苹果汁可能会减少腹泻发生。如果腹泻不能控制，最好及时到医院就诊。

高血压是另一种常见不良反应。在用药前最好能把血压控制在理想水平，治疗开始的几个月需要密切监测血压，出现血压升高可以服用降压药，但地尔硫䓬、维拉帕米、硝苯地平可能与靶向药物有相互作用，最好不要使用。

恶心呕吐、疲乏、食欲下降及体重减轻尽管对患者影响没有上述几个不良反应大，但还是建议随时和医生沟通，避免症状加重导致用药中断。

7. 肝癌患者用了靶向药物没有效果，后面还有别的药物能用吗

靶向药物是晚期肝癌治疗的重要手段，但初治患者中有一部分服用靶向药物并不能控制肿瘤。而有效果的大多数患者在使用靶向药物治疗一段时间后会出现疾病进展，也就是老百姓通常说的耐药。肝癌靶向治疗无效后是否还有其他治疗办法是很多肝癌患者常问的问题。

自 2018 年以来，肝癌的药物治疗发展比较迅速，靶向药物治疗失败后还是有一些药物能够帮助患者延长生命的。比如，现有研究结果提示，肝癌的一线靶向药物索拉非尼治疗失败后选择二线靶向药物如瑞戈非尼、卡博替尼、雷莫芦单抗（AFP 大于 400 的患者）或者选择免疫治疗均能比使用安慰剂改善肝癌患者生存，甚至有少部分患者能取得肿瘤完全缓解（肿瘤影像上完全消失）效果。胆管细胞癌靶向治疗失败后也可以尝试选择化疗或免疫治疗。

因此，靶向治疗无效并不是世界末日，如果身体条件及肝功能允许，还是应该积极选择后线治疗，争取延长生命。

8. 什么是免疫治疗，肝癌晚期能用免疫治疗吗

2018 年诺贝尔生理学或医学奖颁给了为免疫治疗做出较大贡献的两位科学家后，免疫治疗一下就成了治疗肿瘤的新热点，门诊许多肝癌患者都开始咨询使用免疫治疗的问题。其实免疫治疗一直都是医学家们关注的重点，下面给大家介绍免疫治疗原理。

人体免疫系统包括细胞免疫和体液免疫，有强大的纠错能力，能够防御外敌入侵（如病毒或细菌感染），能够清除体内垃圾（如自身损伤、死亡细胞及其他复合物），能监视并清除体内不良分子（如突变细胞或肿瘤细胞），确保人体始终处于稳定状态。

在肿瘤发生的初始阶段，免疫系统还是能够轻易摧毁肿瘤细胞的。此时为了生存，肿瘤细胞会自我进化，不断出现新的突变，而免疫系统难免会出现百密一疏的现象，会漏掉一小部分肿瘤细胞，这些细胞会加速进展，逐渐进化到免疫系统完全不能识别的地步，肿瘤此时肆无忌惮生长，形成了恶性肿瘤。免疫治疗则是通过多种手段重新启动甚至强化人体免疫系统，恢复对肿瘤细胞的识别和攻击，达到对肿瘤进行预防、控制及清除的目标。肝癌往往合并慢性炎症性肝病，这些炎症一方面促进肿瘤生长，一方面也使肝癌具有较强的免疫原性。因此，肝癌是比较适合免疫治疗的。而且近年来免疫治疗在治疗肝癌方面取得了长足进步，为

更多晚期肝癌患者带来了生存希望。

9. 肝癌现在有哪些免疫治疗手段

多年来医学工作者一直在探索应用免疫方法治疗肝癌。目前肝癌免疫治疗可分为特异性免疫治疗及非特异性免疫治疗。研究证实可能有效的肝癌特异性免疫治疗包括肿瘤疫苗，T 细胞受体工程化 T 细胞治疗（TCR-T）、嵌合抗原受体 T 细胞免疫疗法（CAR-T）。肿瘤疫苗是指选择直接或经过修饰的肿瘤相关抗原（可以是蛋白质、糖蛋白等），由修改过的病毒、酵母菌或细菌作为载体，把这些相关抗原带入人体内以引发免疫反应的治疗方法。后两种治疗主要通过基因改造的手段提高 T 细胞受体对特异性癌症细胞抗原的识别能力和进攻能力，是较新的技术。到目前为止，尽管肝癌特异性免疫治疗取得了较大进展，但效果仍不尽如人意。非特异性免疫治疗包括：①细胞因子治疗（比如应用干扰素、白介素 -2、TGF-b 抑制剂）；②非特异性过继免疫细胞治疗（如细胞因子诱导杀伤细胞 CIK、NK、LAK 细胞回输）；③溶瘤病毒；④免疫检查点抑制剂等。细胞因子及非特异性过继细胞治疗已经在临床探索了几十年，但单独应用还是没有取得较大突破，建议与其他治疗如手术、消融联用。溶瘤病毒在肝癌领域已经取得了一定进展，但相关研究结果仍需要大规模研究验证。免疫检查点抑制剂是目前肝癌领域一颗冉冉升起的新星，多项研究已经证实该方法能够有效治疗肝癌。

10. 什么是免疫检查点抑制剂

免疫检查点抑制剂是近年来非常热门的肿瘤治疗，在多种肿瘤均获批了适应证。目前上市免疫检查点抑制剂包括三类：CTLA-4 抑制剂、PD-1 抑制剂及 PD-L1 抑制剂。下面简单介绍这三种药物的治疗原理。

PD-1 是存在于 T 细胞表面的一个抑制性受体，其作用是抑制 T 细胞的活化以避免人体出现过度的免疫反应，起到免疫系统刹车作用。人体非肿瘤细胞表达 PD-L1，与 PD-1 结合，通知 T 细胞说我是自己人，不要杀伤我。为了生存，肿瘤细胞在进化过程中也会表达 PD-L1，这样肿瘤细胞也能与 T 细胞表面的 PD-1 结合，起到欺骗免疫系统的作用，导致 T 细胞不能正确识别"坏人"，也不会再去攻击他，这样肿瘤细胞就成功地形成免疫逃逸，长期存活于体内，并且不断增殖，影响人体健康。PD-1 和 PD-L1 抑制剂能够特异性地阻断 PD-1/PD-L1 通路，使免疫系统不受抑制，达到杀伤肿瘤细胞的目标，从而治疗肿瘤。

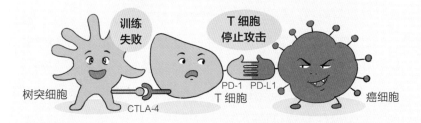

1 免疫检查点活化后，T 细胞无法辨别癌细胞，也无法展开攻击，就像踩了刹车一般。

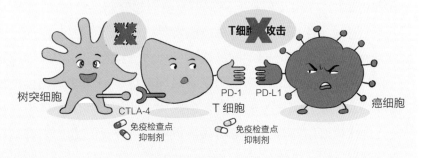

2 免疫检查点抑制剂，阻断 CTLA-4，PD-1 的活化，使 T 细胞放开了刹车。

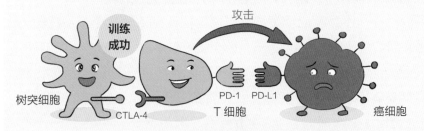

3 T 细胞不再踩刹车，重新恢复对癌细胞的辨识性攻击。

图 34 免疫检查点抑制剂作用原理

　　T 细胞活化的过程中会短暂地表达 CTLA-4，能和抗原呈递细胞（APC）上的 B7 受体相结合，发出抑制 T 细胞信号，也起到免疫刹车作用，这也是人体的一个重要保护机制。但在肿瘤患者中，CTLA-4 表达会抑制 T 细胞活化，造成肿瘤细胞逃逸。CTLA-4 抑制剂可以阻断 CTLA-4 对 T 细胞的抑制，恢复 T 细胞活化，执行攻击肿瘤细胞的任务。综上所述，接受免疫检查点抑制剂治疗可能会阻止肿瘤细胞的免疫逃逸，起到抗肿瘤作用。

11.
接受免疫检查点抑制剂治疗需完善哪些检查，
需要注意哪些不良反应

免疫检查点抑制剂治疗尽管已经成为肝癌治疗的常规手段，但我们需要警惕其不良反应。上面说过此类药物的作用机制主要是解除了对 T 细胞的抑制，增强机体免疫。但如果免疫反应过度激活就会造成免疫细胞对机体无差别攻击，引起不良反应。

从文献看肝癌患者接受免疫检查点抑制剂治疗常见严重不良反应包括疲乏、肾上腺功能不足、皮疹、转氨酶（ALT、AST）升高、脂肪酶增高等。一些其他治疗副作用如免疫相关性肺炎、免疫相关性心肌炎、肝功能损伤、胰腺炎的发生率虽然没有上述不良反应那么高，但容易引起停药甚至生命危险，我们也需要警惕。

有时候，免疫治疗的不良反应发生比较隐匿，因此在治疗前及治疗期间要密切监测。治疗前最好能完善基线影像检查，抽血化验检测血常规、肝肾功能、甲状腺功能、心肌酶谱、淀粉酶脂肪酶等项目。治疗期间如果出现检验结果异常或出现相关症状，需要及时咨询主治医生。此外，我国肝癌患者往往合并病毒性肝炎，为避免肝脏毒性及病毒再激活风险，治疗前最好控制好病毒定量，治疗期间全程使用抗病毒药物。

12.
有没有办法能帮忙判断哪些肝癌患者适合免疫治疗

免疫治疗存在不良反应及超进展可能，因此确定适合免疫治疗的患者是肿瘤治疗研究的热点之一。近年来在部分实体肿瘤中（如肺癌）也确实找出了一些潜在预测免疫治疗效果的分子标志物（如通过免疫组化检测 PD-L1 表达、肿瘤突变负荷、微卫星不稳定性），那么在肝癌中是否也存在相关预测标志物呢？

很遗憾，截至 2020 年 10 月的各项研究还是未能找出能非常明确预测肝癌免疫治疗效果的分子标志物。与肺癌及胃癌不同，肝癌细胞的 PD-L1 表达不能判断纳武单抗及帕姆单抗的有效性。PD-L1 综合阳性评分可能会预测帕姆单抗的有效性。肝癌的肿瘤突变负荷在肿瘤家族中属于较低水平，微卫星不稳定性患者更是只有 0.8%~3%，两者均没有数据支持，因此检测肿瘤突变负荷和微卫星状态也很难在临床中应用于预测肝癌患者疗效。目前有少量研究提示 Wnt/β-catenin（CTNNB1）信号转导通路与肝癌的免疫排斥有关，可能会成为预测免疫治疗抵抗的标志物。然而研究病例数较少，尚需要更多数据证实。肝内胆管细胞癌有部分数据提示高肿瘤负荷（>10）与微卫星不稳定性能够预测免疫治疗效果，但尚需要大规模研究证实。

13. 肝癌患者接受免疫治疗能同时联合其他药物治疗吗

免疫治疗尽管在肝癌治疗中取得了很大成功，但免疫检查点抑制剂单药治疗有效率仍很低，肝癌一线治疗客观缓解率仅为 15%~20%，二线的客观缓解率为 10.3%~17.6%，无进展生存时间为 3~6.48 个月。

提高免疫治疗的有效性是迫切需要解决的问题。为解决此问题，国内外开始尝试应用药物联合治疗来提高有效率，并取得了较好效果。目前常用的联合药物方案包括免疫双抗治疗（PD-1 抑制剂加 CTLA-4 抑制剂）和免疫治疗联合靶向药物。双抗治疗的客观缓解率能达到 31%，超过 40% 肝癌患者能活过两年，因此双抗治疗在 2020 年被美国 FDA 批准用于肝癌治疗。但需警惕的是有超过一半的患者需要应用激素来控制不良反应。免疫治疗联合靶向药物治疗最近也取得了很大成功，PD-L1 抑制剂联合 VEGF 抗体客观缓解率 27.3%，无进展生存能达到 6.8 个月，并已经获得我国肝癌适应证。PD-1 抑制剂联合小分子多激酶抑制剂也获得了不错结果，Ⅱ期研究肝细胞癌的客观缓解率能达到 46%，疾病控制率超过 90%，肝内胆管细胞癌的客观缓解率为 37%。此外，其他多种药物组合研究（比如免疫检查点抑制剂联合溶瘤病毒）正如火如荼开展，早期结果也很令人鼓舞。因此，对于身体状况良好的患者在接受免疫治疗同时还是建议联合其他治疗，争取获得更好的肿瘤控制并延长生存。

14. 肝癌患者接受免疫治疗能同时联合其他局部治疗手段吗

免疫治疗单药有效率低，联合药物治疗能提高有效率，但有些患者无法耐受联合治疗，此时能否联合局部治疗来提高有效率呢？

这个问题目前还没有明确答案，但理论上是可行的。因为局部治疗能够起到免疫调节的作用。比如消融治疗能够有利于肿瘤抗原释放、改变细胞因子水平、促进淋巴细胞的免疫功能，介入治疗也能起到促进肿瘤抗原释放、提高外周血免疫细胞数目的作用。放疗可以促进肿瘤特异性 T 细胞聚集、调整肿瘤免疫微环境、增强免疫细胞功能。目前有一篇研究报道了免疫治疗联合消融治疗的结果，19 例患者接受免疫加消融治疗后有 5 例肿瘤出现了明显缩小，1/3 的患者活过了一年。介入联合免疫治疗研究近年来较多。一项队列研究结果提示，76.4% 的患者在接受介入联合免疫治疗后肿瘤得到控制，无进展生存时间达到了 6.48 个月。2020 年，我国学者接连报道了肝动脉灌注化疗联合免疫及靶向治疗的初步研究结果，显示联合治疗有效率非常高，未来可能成为肝癌治疗的新选择。放疗联合免疫治疗肝癌目前大多数还是个案报道，但已经显示出令人惊喜的结果。

目前有多个正在开展的临床研究在评估局部治疗联合免疫治疗的效果。综上所述，尽管证据尚不充分，但一般状态良好、肝功能较好的患者还是可以尝试接受局部治疗联合免疫治疗的。

15. 肝癌做免疫或者靶向治疗后肿瘤大小没有变化，医生为什么说有效果呢

免疫治疗及靶向治疗进入肿瘤治疗领域后，肿瘤治疗评估发生了一些变化，尤其是肝癌领域。以前评估肿瘤治疗的主要是 RECIST 标准。2000 年，欧美癌症研究组织根据大量患者疗效数据提出了基于单径测量的 RECIST 标准，替代了 1981 年的 WHO 标准。把肿瘤缓解定义为治疗后基线病灶长径总和缩小大于等于 30%。2009 年欧洲癌症治疗组织根据新的临床数据更新了肿瘤评估标准为 RECIST1.1。但是这些标准主要用于评估接受细胞毒性药物即化疗的患者。与化疗不同，免疫和靶向治疗有可能只引起肿瘤内部坏死，但肿瘤直径不一定缩小，因此 2010 年 EASL 提出了 mRESIST 标准。此标准把活性肿瘤减少作为考量指标，如果肝癌目标病灶动脉期增强显影的直径总和缩小≥30% 就定义为部分缓解，而目标病灶动脉期增强显影均消失定义为完全缓解。因此，如果肝脏肿瘤治疗后在磁共振或 CT 上一直存在且直径变化不大，但增强范围缩小，医生还是会说肿瘤治疗有效的。

16. 肝癌患者接受免疫治疗肿瘤长大或者出现新病灶了，该怎么办

相当一部分肝癌患者接受免疫治疗后会出现肿瘤增大或者出现新发病灶情况，这个时候我们需要仔细分析，看肿瘤是否真的出现了进展。

上面说过，新的评估标准给我们带来了一些不同认识。免疫治疗评估近年来也在不断变化。2017 年初，RECIST 工作组正式提出实体肿瘤免疫疗效评价标准（iRECIST），与之前 RECIST1.1 不同，将第一次按 RECIST 标准评定的疾病进展视为待证实的进展，依据患者的疾病分期和临床情况综合判断是否继续治疗，在 4~6 周后进行再次评价以确认是否疾病进展。2018 年，HODI 等人提出了

imRECIST 标准，仅测量基线病灶，不再把新发病灶定义为疾病进展。因此，肝癌免疫治疗时影像学第一次出现肿瘤增大或出现新病灶，如果一般状态很好，先不要惊慌，可以等至少 4 周再评估确认。我国的一项肝癌临床研究结果也证实，接受免疫治疗的肝癌患者第一次评估进展后继续使用免疫治疗的生存时间明显长于中断治疗患者。

如果免疫治疗后肿瘤确认进展了，目前观点建议应该继续应用后线治疗。2020 年的一项研究结果显示，肝癌一线单药免疫治疗失败后，相较于终止治疗，选择靶向药物联合免疫治疗能够提高治疗有效率并延长患者生命。

17. 肝癌患者能接受化疗吗

肝癌化疗效果比较差，既往认为肝癌不能接受化疗。但是我国学者主持开展的一项国际多中心的三期研究（EACH 研究）改变了人们观念。该研究共纳入 371 例患者，75% 来自中国。研究结果显示，对比基础化疗药物阿霉素，新的化疗方案 FOLFOX 能显著提高治疗的有效率及疾病控制率，延长无进展生存以及总生存时间。基于该研究结果，2013 年我国药监局正式批准该方案治疗肝癌。

晚期肝内胆管细胞癌可以选择化疗。目前标准治疗推荐吉西他滨联合顺铂的联合方案。为了提高有效率，近年来有多个研究采取了调强化疗方案，既在标准治疗方案基础上又加上一种化疗药物（如白蛋白紫杉醇、替吉奥等）。新的治疗方案能显著提高治疗的有效性，有的研究报道客观缓解率甚至可以达到 40% 以上，为晚期肝内胆管癌转化治疗提供了可能。接受新的化疗方案患者中位生存时间也能在 1 年半以上，但这些研究纳入人数较少，需新的研究确认。

18. 肝癌患者身体很好，能在接受化疗同时联合其他方式的治疗吗

肝癌化疗虽然取得了一些进展，但总体有效性仍不能令人满意。为了提高治疗效果，部分状态和肝功能都比较好的患者可能会想再加做一些治疗。这个想法其实和很多医生的观点不谋而合。针对肝癌，已经开展了多项以奥沙利铂联合靶向药物的临床研究，结果证实联合治疗并没有增加不良反应，而且提高了客观缓解率，并能延长患者生命。胆管细胞癌化疗联合治疗的研究较肝癌多。主要分为两类，第一类为化疗联合靶向药物治疗。先期研究提示靶向 EGFR 药物联合化疗能够提高客观缓解率，但很遗憾后来的多项随机研究提示

靶向 EGFR、VEGF 药物并不能延长患者生存。目前仅有厄洛替尼证实联合化疗能够延缓肿瘤生长。第二类为化疗联合局部治疗，比如联合肝动脉灌注化疗、联合放疗栓塞等，部分研究结果提示联合治疗有较高的客观缓解率，并能使一部分患者肿瘤变为可切除，但这些研究纳入人数较少，需要后续大规模研究探索。因此，对于肝功能及状态都很好的患者，为了提高治疗有效性，可以选择化疗联合其他治疗。

19. 还有其他药物能治疗肝癌吗

部分晚期肝癌患者接受了上述治疗后状态很好，但出现了疾病进展或有人拒绝上述药物治疗，这个时候家属经常会问还有其他药物能治疗吗？答案当然是肯定的，这种情况下可以选择新药临床研究或者我国的传统医药。近年来国内外对肝癌的发病机制和耐药研究越来越多，发现了一些新的机制，并由此开发出了靶向和免疫治疗药物，因此患者在身体允许的情况下还是建议参加新药临床研究。

我国历史悠久，传统医药在对抗肿瘤方面也有着丰富的治疗经验。比如砒霜提取物亚砷酸注射液，国内多中心研究提示该药物对晚期肝癌存在一定治疗作用，可能会提高晚期患者生活质量、缓解疼痛并延长生存。但该药物还是存在一定不良反应，如果选择使用要关注肝肾毒性，建议提前预防应用保肝、减黄及利尿药物。除了该注射液外，我国还批准了几种中成药，这些药物目前在临床已应用了相当长的一段时间，对部分患者可能存在疗效，且耐受性较好，一些回顾性研究也提示应用这些中成药可能会改善晚期肝癌患者生活质量甚至延长生命。也有药物通过前瞻性临床研究证实肝切除术后应用可以降低患者术后复发概率，延长无复发生存时间，为肝癌术后辅助治疗又提供了一种选择。此外，也有报道显示传统草药对散在病例治疗有效。但是目前中医中药治疗在临床中的应用尚存在辨证不准、用法用量不当等问题。未来需要更多的临床研究，进一步明确中医中药辅助治疗肝癌的获益人群。

20. 患者状态差，无法接受抗肿瘤治疗，这种情况下能用什么药物

肝癌患者往往同时合并基础肝病如肝炎、酒精性肝病、非酒精性脂肪性肝病等，许多患者在就诊时肝功能已经失代偿，无法接受治疗。还有一部分患者经过药物治疗后肝功能出了问题，不能继续治疗肿瘤，在这种情况下，应该用什么药物呢？

不能耐受肿瘤治疗的患者建议采用支持治疗。对于合并肝炎患者治疗推荐应用抗病毒药物及保肝、利胆药物。抗病毒治疗可以抑制病毒的活跃复制，减少肝损伤，改善肝功能。保肝药物主要包括抗炎、磷脂、解毒等几类药物，目前临床常用药物包括异甘草酸镁、甘草酸二胺、多磷脂酰胆碱、谷胱甘肽、水飞蓟素、双环醇等，可联合使用，但机制相同或相似的药物不建议联用。晚期肝癌患者常合并黄疸，非梗阻原因引起的黄疸可以使用利胆类药物。利胆药物包括两类：腺苷蛋氨酸作为甲基提供的前体，有助于防止胆汁淤积。熊去氧胆酸可增加胆汁分泌，促进胆汁排泄。此外，还可以使用白蛋白纠正低蛋白血症、利尿药物控制腹水。同时也可适当给予营养制剂。

（王宏伟）

七、肝癌的预后

　　由于我国大部分肝癌患者在确诊时已处于中晚期，这使得目前我国肝癌患者的整体生存期仅有 2 年左右。早期肝癌患者手术后往往可以获得 5 年以上的长期生存。因此，早发现、早诊断、早治疗是肝癌患者获得长期生存的最佳手段。近年来，随着新型药物和治疗方法的出现，中晚期肝癌患者的远期生存也较前有了明显的改善。

1. 肝癌可怕吗，确诊肝癌之后还能活多久

　　在大众眼里，癌症如洪水猛兽，确诊癌症之后，似乎就被宣判了死刑，生活失去了希望。肝癌在很多人眼里更是被视为癌症之王。肝癌是一种

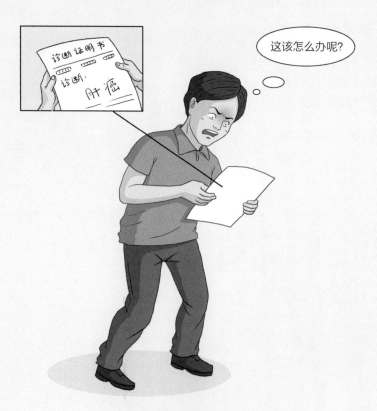

图 35　肝癌可怕吗

恶性肿瘤，常发生在有慢性肝病和肝硬化的情况下。因为肝癌患者早期无明显症状，所以我国大部分肝癌患者在发现时已处于中晚期，我国整体肝癌患者的中位生存期仅有 2 年，未经治疗的患者中生存期更短。亚洲国家报告的诊断后未经治疗的肝癌患者的中位生存期为不到 1~3 个月。什么是中位生存期？中位生存期又称半数生存期，即只有一半的患者可以活过这个时间。在统计大量患者的生存时间之后，得出的中位生存期可以用于大概估计患者的生存时间。但中位生存期只能表示一半的患者能够活过这个时间，而活过这个时间的患者活了多久，是无法通过这个数据体现的。因此，诊断肝癌之后还能活多久，很大程度上与诊断时的分期、诊断后的治疗方式有关。具体到每一个患者的生存期，是因人而异，无法准确预测的。那么我们可以继续探寻下一个问题，究竟哪些因素影响了肝癌患者的预后呢？

2. 哪些因素影响肝癌患者的预后

目前已经发现很多因素可以影响肝癌患者的预后，研究者们也提出多个预测预后的系统，但尚无任何一种得到普遍采用。肿瘤大小和数目、血管侵犯、肝外转移、肝功能和身体状况是决定患者远期生存的重要决定因素。肿瘤大小和数目、有无血管侵犯、有无肝外转移，均可在医院就诊时，由医生通过影像学检查来判断。肿瘤较大、侵犯血管、有肝外转移均是提示预后不佳的因素。由于大多数肝癌患者有肝炎、肝硬化等慢性肝病的病史，肝硬化越严重，肝功能就越差，肝癌患者预后也就越差。肝脏像是人体的一个化工厂，肝功能不全的时候，这个化工厂的效率就显著下降，需要合成的有益物质会减少，例如白蛋白、凝血因子等。而需要肝脏代谢掉的物质则会升高，例如胆红素等。这些指标可以反映肝功能状态，也能反映患者预后。肝功能越差，预后越差。

除此之外，肿瘤组织学分化程度、诊断时血清甲胎蛋白水平，均可对预后产生不同程度的影响。为了能尽量准确地判断肝癌患者的预后，研究者们建立了多种评分系统，但目前没有哪一种分期系统可最好地预测肝癌患者生存情况。归根结底，肝癌的分期很复杂，依赖于多种因素，没有一种分期系统适用于所有患者。目前临床上国际最常用的是巴塞罗那分期，这个分期系统将患者分为 0 期（极早期）、A 期（早期）、B 期（中期）、C 期（晚期）、D 期（终末期）。这个分期系统涉及很多因素，医生会完善相关检查，来明确患者的分期。

3. 极早期肝癌是什么，预后如何

极早期肝癌是指巴塞罗那分期为 0 期的肝癌。巴塞罗那分期是国际通行的肝癌分期方法，其根据肿瘤负荷、肝功能状态、临床状态和肿瘤相关症状进行分期。最早是在 1999 年提出，后来又经美国肝脏疾病研究协会在 2005 年进行修改。极早期肝癌算是肝癌里预后最好的一类了。这类患者肿瘤一般 <2cm，能在这么早期发现肿瘤，可以说是非常幸运了，一定要积极治疗。这类患者可以选择射频消融或者手术行肝切除治疗。有的数据表明手术切除可能会获得更好的预后，但大部分学者认为射频消融和手术的预后相仿。文献报道的极早期肝癌患者治疗后的 5 年生存率最高可以达到 77.8%。5 年生存率是一个衡量肿瘤患者预后的重要指标，如字面意义，5 年生存率就是指经过各种方式综合治疗肿瘤后，患者生存 5 年以上的概率。然而这只是一个概率数值，对于不同患者个体来说，生存率要么是 0%，要么是 100%。取决于患者的个人情况，例如年龄、基础疾病等许多因素。5 年生存率只能拿来做一个参考。极早期肝癌预后在肝癌患者里比较好，因此，不要因为确诊为肝癌而恐慌、无措。只要遵从医嘱、积极治疗、放宽心态，是有可能争取到长期生存的机会的。

4. 早期肝癌好治吗，治好之后可以活多久

早期肝癌是指巴塞罗那分期为 A 期的肝癌。对于这个期别的患者，手术治疗是最常见的治疗方案。总体来说，早期肝癌手术治疗的 5 年生存率在 70% 左右。这个分期里有一部分患者的肿瘤不太适合手术治疗，若选择射频消融治疗的话，5 年生存率约为 50%~70%。早期肝癌患者的预后虽然不及极早期肝癌，但若有机会选择根治性治疗手段，一定要抓住这个机会，争取更长的生存。很多患者提起手术就有一种恐惧情绪，似乎上了手术台，就是"人为刀俎，我为鱼肉"。躺到手术台上，好像命就不是自己的了一样。但实际上，外科手术技术的发展，为许多恶性肿瘤提供了根治的机会。尽管手术存在各种各样的风险、并发症，术前谈话听起来做手术似乎是九死一生的赌博。但是应该权衡利弊，尽管风险听起来很可怕，但手术也有很大的获益。治疗过程中，相信医生、遵从医嘱，根据自己的风险承受能力和医生的建议选择最合适自己的治疗方案。

5. 中期肝癌严重吗，生存机会怎么样

中期肝癌通常是指巴塞罗那分期为 B 期的肝癌。如前所述，巴塞罗那分期提出时间较久，其分期方式很大程度取决于肿瘤的情况，也就是说，即使是同为 B 期的肝癌，患者之间差异也很大。很多体能状态不同、预后因素差别很大的患者，均被归类为 B 期。因此即使同为 B 期患者，其治疗方式会不同，预后当然也不完全一样。部分研究者根据肝功能状态、体能状态、是否存在门静脉癌栓等特征进行评估，将 B 期患者的分期进一步细化。在这些患者中，预后最好的一组中位生存期可以达到 41 个月，而预后最差的一组中位生存期仅有 14.1 个月。可以看出，即使同为中期肝癌患者，生存时间的差别甚至可以达到 3 倍之多。由于巴塞罗那分期的局限性，即使同被确诊为中期的患者，医生也会根据患者的个体情况，选择不同的治疗方案。患者需要做的，就是充分信任医生，在完善检查评估个体的情况后，根据个体情况决定独特的治疗方案，来尽量争取更长的生存时间。

6. 被确诊为晚期肝癌，还有生存机会吗

晚期肝癌通常是指巴塞罗那分期为 C 期的肝癌。正如前一个回答里所述，巴塞罗那分期有一定的局限性，被归为某一分期的患者也存在很大的异质性。根据患者体能和肝脏肿瘤状态，其治疗方式的选择从肝移植、手术切除、消融、介入栓塞、全身治疗甚至支持治疗，方式变化很大。一项纳入 6 477 名患者的研究报道，巴塞罗那分期为 C 期的肝癌患者总体中位生存期为 22.3 个月。但即使同样被诊断为巴塞罗那分期 C 期的肝癌患者也有很多不同的特点，例如身体状态、是否存在肝外播散和是否存在血管侵犯。身体状态较好的患者中位生存期可以达到 38.6 个月，而身体状态较差的患者只能达到 22.3 个月。对于存在肝外播散的患者，中位生存期为 11.2 个月。存在血管侵犯的患者，中位生存期为 8.1 个月。而对于既存在肝外播散又存在血管侵犯的患者来说，中位生存期仅为 3.1 个月。由此可以看出，即使被确诊为晚期肝癌，不同特点的患者是具有不同的预后的。患者应根据主诊医生的建议，完善检查、规范治疗，遵照医嘱完成疗程，争取最大的生存机会。

7. 确诊为终末期肝癌，还能活多久

终末期肝癌就是巴塞罗那 D 期的肝癌。对于这类患者，读者估计也可以猜到，他们的预后是最差的。这类患者肝上肿瘤广泛进展，体能状态差，肝功能也很差，预后非常不佳。国际上通行的处理方法一般只是支持治疗。支持治疗主要是缓解患者症状、对症治疗，尽量减少痛苦，延长患者的生存期。因为这类患者的一般状态和肝功能已经无法让他们耐受其他的治疗手段了。这类患者生存期很短，大概只有数月。或许对于这类患者，最佳的治疗不是寻求各种特效药或者中药，而是进行支持治疗，以及家人提供充足的陪伴。中期和晚期肝癌患者尚存在异质性，尽管是同一分期，但预后各有不同。但终末期肝癌患者中已经没有这种异质性了，预后不佳在这类患者中可以说是人人平等。尽量减少痛苦，行支持治疗延长患者生命，是这个时期医生工作的主要目标。家属尽量给予患者陪伴和心理支持，对患者病痛的缓解也许是最佳的选择。

8. 肝癌手术后可以活多久

几乎所有实体肿瘤患者，争取根治的方式都是手术切除，肝癌也不例外。尽管手术听起来很可怕，要被"开膛破肚"，躺在手术台上"任人

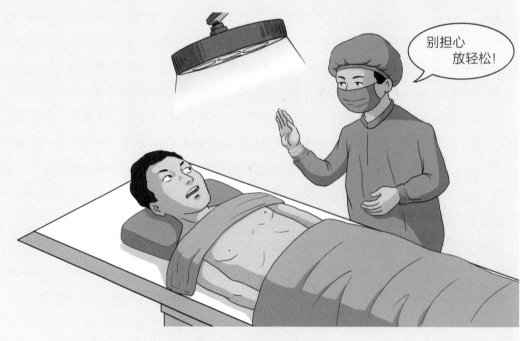

图 36 手术不可怕

宰割",术后也要进行很长时间的休养,但能进行手术治疗,某种程度上可以说是一种幸运。在初始诊断时,很多患者由于肿瘤广泛侵犯、肝功能储备不足等种种原因,无法行手术治疗,只能选择消融、栓塞、全身治疗等方式治疗。但对于可以手术的患者,预后相对来说是比较好的。最理想的手术患者应符合以下条件:局限于肝脏的孤立性肝细胞肝癌、无肝脏脉管系统侵犯的影像学证据、无门静脉高压证据且充分保留肝功能。对于经过严格选择的患者,5 年生存率可以接近 90%。但很多行手术治疗的患者,并不能完全满足最理想的条件。由于现代外科技术的发展,许多在过去判断为无法手术的患者也能够有手术治疗的机会。对于这部分患者,各医疗中心报告的 5 年生存率约为 27%~51%不等。肿瘤较大、多发肿瘤、血管侵犯等均是术后生存期较短的不良预后因素。总体来说,肝切除术后的 5 年复发率大约为 70%,其中 2/3 的复发出现在手术后 2 年内。

9. 确诊肝癌后,医生判断无法手术切除肿瘤,还有生存机会吗

对于原发性肝癌患者来说,无法手术切除,不一定等于"判了死刑"。恶性肿瘤,无法手术治疗,在很多人看来,等于一纸死亡判决。但原发性肝癌除了手术治疗,也有很多其他的治疗手段,不等于无药可治。对于因肝细胞肝癌范围大,或肝功能差而不适合手术切除的患者,可选择的治疗方式包括肝移植、局部治疗(如热消融、栓塞、放疗)和全身性治疗。手术切除可以获得的潜在治愈机会,肝移植同样可以做到。几乎所有考虑行肝移植术的患者都是由于肝功能障碍无法进行手术切除的,而不是由于肿瘤累及的范围过大。但行肝移植手术存在供肝获取困难、受者筛选标准严格、术后需要面对排异反应等诸多困难。尽管经过严格筛选的患者行肝移植后的最佳 3~4 年总精算生存率可达 75%~85%,但能够行肝移植的患者毕竟是少数。而且很多患者即使排除万难,成功行肝移植,但有部分不良预后因素的患者复发风险也很高。有文献报道,对于 AFP>1 000ng/ml 的患者,肝移植术后的复发率甚至接近 50%。根据患者体能状况,还有很多其他的治疗方式,如消融、栓塞、放疗和全身性治疗等。治疗方式的选择取决于基础肝病的严重程度、肝内肿瘤的大小与分布、血液供应以及患者的整体体能状态。危险因素不同的患者,预后也不同。

10. 经皮消融治疗后，生存率和复发率怎么样

经皮消融治疗是在影像学引导下，从皮肤刺入一根针，刺到肿瘤内部，然后注射让肿瘤坏死的药剂，例如乙醇。或者插入能释放出能量的探针，通过高温使肿瘤坏死，具体方式包括射频、微波和激光消融等。经皮消融可以用于无法手术切除的肿瘤。一般来说，用能量升高温度使肿瘤坏死的治疗效果强于注射乙醇等化学药剂。文献报道的消融后平均5年生存率达60%。但这个5年生存率数值是包括选择行消融治疗的极早期和早期肝癌患者的。因此，具体到每一个人的预后，是因人而异的。显而易见，分期越晚，具有越多不良预后因素的患者，行经皮消融后的生存期就可能越短。经皮消融毕竟不是手术切除，消融后的肿瘤复发率是会高于手术切除的。但对于部分患者来说，经皮消融或许是唯一的治疗方案。治疗后，遵医嘱进行复查和后续治疗，以争取获得最长生存。虽然消融治疗的预后可能不及肝切除术，但对于≤2cm的肿瘤，部分文献报道消融治疗和手术治疗具有相同的长期结局。

11. 肝动脉化疗栓塞术后的预后怎么样

肝动脉化疗栓塞术也是无法手术的肝癌患者常选择的治疗方式。这个治疗方式名字很长，但原理不难理解。肝动脉化疗栓塞通常由介入科医生实施，由导管向肝动脉的分支，也就是供应肝脏、同样也供应肿瘤的血管内注射化疗药物，相当于给肿瘤细胞"定向下毒"。同时注射栓塞剂来阻断肿瘤血供以诱导肿瘤的缺血坏死。化疗栓塞是中期肝癌患者的标准治疗方式，部分早期和极早期因肿瘤位置特殊而无法手术，也无法行消融治疗的患者可能也会选择化疗栓塞。当然，部分晚期患者也会进行化疗栓塞术。治疗方案的选择要听从主管医师的建议。不同分期的肝癌患者化疗栓塞后的生存期也不同。对于极早期和早期患者，肝动脉化疗栓塞术后的中位生存期约为16~45个月。对于中期患者，中位生存期约为15.6~26.3个月。对于晚期患者，中位生存期约为6.8~13.6个月。同样的，无论选择何种治疗手段，具体到每个人的生存期，都是因人而异的。每个人都具有不同的肿瘤学特点、全身状态，也具有不同的预后。化疗栓塞术后，患者需要规律复查，来评估肿瘤变化以及是否存在有活性病灶，以决定下一步的治疗方案。

12. 如果只能选择全身治疗，还能活多久

对于一部分不适合接受肝定向治疗的患者或接受局部区域治疗期间出现疾病进展的患者，若体能状态及肝功能足以耐受，则可选择全身性治疗。目前发现的对肝癌有效的药物包括索拉非尼、仑伐替尼、瑞戈非尼等。索拉非尼是目前应用最广泛的药物，近期数据表明，应用索拉非尼的患者中位生存期接近 10 个月。研究表明，使用仑伐替尼患者的预后与使用索拉非尼的患者预后相仿。瑞戈非尼可用于使用索拉非尼时肿瘤进展的患者，其中位生存期显著高于安慰剂组，约 10.6 个月。阿替利珠单抗联合贝伐珠单抗也被认为是一种有效的一线治疗手段，一项临床研究数据显示，使用阿替利珠单抗联合贝伐珠单抗的患者 1 年生存率为 67%，而单用索拉非尼的患者 1 年生存率为 55%。还有纳武利尤单抗，这个名字也许听起来很陌生，它就是近几年很火的抗 PD-1 受体的单克隆抗体。有临床试验对比了使用纳武利尤单抗和索拉非尼的效果，显示使用纳武利尤单抗的患者肿瘤缓解率有提高，但中位生存期并未得到明显延长。但以上数据很多都来源于临床试验，参与临床试验对于患者的肝功能有一定要求，肝功能较差的患者，即使采用了相同的治疗方案，生存期也相应较短。

13. 医生说可以考虑参与临床试验，我该去参与吗

很多人把临床试验视为洪水猛兽，听到临床试验这 4 个字，脑海里就会浮现出电影里那些穿着白衣的工作人员，把人囚禁束缚起来，当作小白鼠，注射各种奇怪的药物，然后被注射药物的人痛苦挣扎死去的场景。但现实中的临床试验并不是这样。临床试验通常都有严格的伦理审查和充足的医疗保障，来保证受试者的安全。目前患者能接触到的通常都是Ⅱ期或Ⅲ期临床试验。一般来说，如果是研究新药物的作用的话，通常是一部分患者使用新药物，而另一部分患者使用目前最有效的标准治疗方案。将这两部分患者的疗效进行对比，来评估新药物的效果。即使不能用到最新的药物，也会使用目前最有效的标准治疗方案。而且一旦进入到临床试验当中，药物的使用一般都是免费的，而这些药物往往都非常昂贵，自费的话，会对家里造成很大的负担。而且临床试验通常也有完善的随访制度。尽管参与临床试验有种种益处，但是临床试验通常有非常严格的入组标准，一旦有指标不合格，就会被排除在外，无法参与。但若有参与的机会，还是建议尽量参与，不仅可以省下大笔的金钱，也有可能获得出乎意料的疗效。

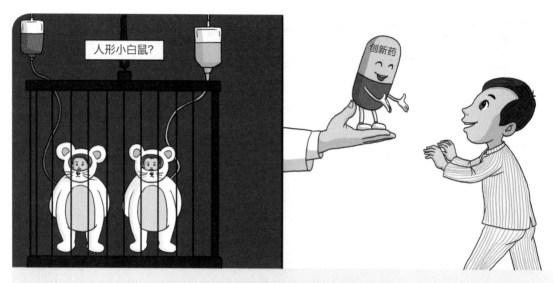

图 37　你想象的临床试验与实际的临床试验

14. 除遵从医嘱进行规范治疗之外，吃点什么可以让患者活得更久

在临床上，每当有患者出院的时候，几乎所有家属都有一个共同的问题：回家该吃点啥？民以食为天的传统，在医院里也体现的淋漓尽致。有的患者术后复诊的时候会抓着医生问，我是不是该吃点海参、鲍鱼、灵芝粉什么的，多补补？网络上也总是流传着各种所谓"食补"的方子。经常一个

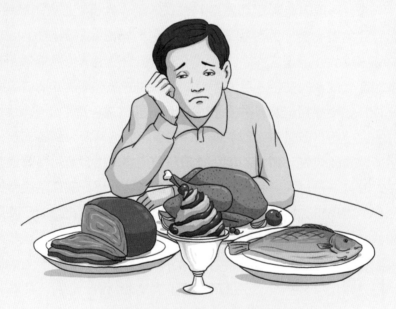

图 38　出院回家该如何补充营养呢

大列表写出吃什么补肝，还有所谓的"吃啥补啥"。但事实上，所谓的食补，可以说是毫无科学依据的。那些传统意义上被认为是"大补"的食物，其实并不比一个普通的煮鸡蛋营养丰富多少。回家"吃什么"是保证患者营养状态的一个很重要的点，营养不良与恶性肿瘤患者预后较差相关。对于原发性肝癌患者来说，很多人都合并有肝硬化，戒酒是必须的，这是一定不能喝的东西。对于肝功能尚可的患者来说，饮食并没有什么特殊的禁忌。只要能耐受，也就是说吃了没有不舒服，都可以吃。一般推荐进食高蛋白食物，例如鱼、虾等。尽量让患者经口吃下足量的食物，保证营养状态。但如果患者有严重的肝功能障碍，甚至出现肝性脑病，蛋白质的摄入是受到限制的，需要采用高碳水饮食来提供所需热量。

15. 中药有效吗，可以尝试吃中药来延长生命吗

有部分研究者推荐肝癌患者可以服用槐耳颗粒。有临床研究表明，对于巴塞罗那分期为 A 期和 B 期的患者，在肝切除手术后服用槐耳颗粒，可以使无复发生存期延长，肝外复发率也可以降低。槐耳颗粒已经被写入中国临床肿瘤协会的诊疗指南里，可用于肝切除术后的辅助治疗。除此之外，其他中药不建议服用，无论是多么有名望的老中医开出的中药。因为很多中药都具有肝毒性，也就是说会损伤肝功能，而肝功能状态是原发性肝癌患者治疗方案选择的重要参考项目。许多原本可以应用药物治疗的患者因为服用中药后造成的肝功能损伤，而不得不中断治疗，等待肝功能好转。能造成肝功能损伤的中药种类很多，例如金不换、麻黄、小柴胡汤等。尚有很多中药的肝毒性不甚明确。因此，尽管作为中国人，对于中医有一种骨子里的信任和认同，涉及原发性肝癌治疗方面，还是不要迷信亲戚、街坊邻居、同事所推荐的"很灵"的老中医，找他们抓中药来喝。遵医嘱治疗、定期复查，才是最佳的选择。

16. 市面上那么多宣称可以增强免疫力的药物，给患者吃有助于延长生命吗

有一部分药物可以，例如胸腺肽。但很多保健品类的药物是没有作用的。很多医院会给原发性肝癌患者开具胸腺肽，对于乙型病毒性肝炎相关性的原发性肝癌，有文献表明胸腺肽是有一定效果的。在国内一项纳入了 206 名患者的研究显示，肝切除术后应用胸腺肽的患者 5 年生存率为 82.9%，而未应用胸腺肽的患者 5 年生存率为 62.9%。也有研究表明，胸腺肽对于不可切除的原发性肝

癌或许具有改善预后的效果，已经写入了中国临床肿瘤协会的指南中。该指南也支持使用 α- 干扰素和 CIK 细胞治疗。

　　但是很多广告中宣传得神乎其神，号称可以增加免疫力的补品，其实都是没有用的。而且这些所谓的补品通常定价都很高，又没有相应的营养价值，购买这些补品对于患者的生存是没有任何益处的，还增加了家庭的经济负担。对于普通患者来说，不要相信广告的宣传，不要购买成分和功效不明的产品，遵医嘱治疗、用药，是最好的选择。

17. 保持心情愉悦有助于延长生存期吗

尽管很多人会说，我认识某个癌症患者，天天很开心，一点都不愁，最后活了很久。但目前没有证据表明，恶性肿瘤患者保持心情愉悦有助于延长生存期。但保持心情愉悦，对于患者的生存质量来说是非常重要的。癌症患者可能会有许多影响总体生活质量的问题，包括抑郁、焦虑、疲劳、认知障碍、睡眠问题、疼痛等。对于这些问题，医生和家属应该尽量予以处理，让患者保持愉悦的心态，来提高生活质量。一项在美国开展的人群研究发现：分别有25% 和 10% 的癌症患者报告了身体和精神健康相关生活质量较差，而无癌症成年人中相关比率仅分别为 10% 和 6%。一些针对癌症生存者的研究显示，心理社会干预和锻炼干预均可改善生活质量。作为患者家属，应给予必要的心理支持，让患者感受到家庭的温暖，保持旺盛的求生欲，积极配合治疗。同时，对于患者存在的抑郁、焦虑、睡眠障碍的情况，必要时也可以去医院相关门诊评估，开具相应药物进行缓解。对于患者存在的疼痛，也可以去医院的疼痛科，开具镇痛药物。尽管没有证明表明保持心情愉悦可以延长癌症患者的生存期，但保持心情愉快对于患者本人和其家庭来说，无疑可以在很大程度上提高生活质量。

18. 切除掉一部分肝脏会对身体有什么影响

肝脏是再生能力非常强的器官。虽然再生肝组织的确切数量因人而异，但健康肝脏在切除术后数周至数月内可再生大量肝脏。一项研究在肝切除术前后分别测定肝脏体积。术后 6 个月时，再生肝脏的体积与切除肝脏的体积呈线性相关，但尚未达到术前肝脏总体积。一般来说，对于完全健康的肝脏，保留 20% 的肝体积即可维持正常肝功能，存在肝硬化和接受化疗后的肝脏，需保留至少 40% 的肝体积。一般临床手术方案决策都会相对保守，尽量避免切除过多肝脏导致术后肝功能不全。术前谈话时，医生会详细讲明肝切除术后出现肝衰竭的风险，比如出现凝血功能障碍、胆红素升高、白蛋白降低、大量腹水、肝性脑病甚至危及生命等。但如果肝功能可以代偿，围术期没有发生并发症，术后对于日常生活几乎是没有影响的。围术期并发症是指出血、胆瘘、肝衰竭、腹水等。一旦出现，基本都需要医生处理。术后需要遵医嘱逐步恢复正常饮食。当恢复正常饮食之后，吃东西没必要忌口，民间所谓的"发物"这些东西其实都是可以吃的。

19. 切除掉一部分肝脏后，还能工作吗

做完肝癌手术，只要身体恢复良好，能够耐受的话，是可以返回工作岗位的。一般来说，肝切除术后，医生都会开具一定时长的假条，大约为一个月，来给患者身体恢复的时间。身体恢复好后，只要不是重体力劳动，患者自己能够耐受工作的强度，是可以继续工作的。但一定要注意休息，劳逸结合。疲劳是癌症患者常见的问题。大多数患者在治疗过程中会出现一定程度的疲劳，并且约1/3的患者在治疗后疲劳会持续多年。目前疲劳的机制还不甚明确，有很多假说，例如癌症治疗的直接中枢神经系统毒性、贫血、肌肉质量丢失或肌肉能量代谢缺陷、慢性应激反应、全身炎症反应、睡眠或昼夜节律紊乱等。疲劳的出现可能会影响患者的生活质量和工作能力。如果有明确原因的疲劳，例如贫血、睡眠或昼夜节律紊乱，可以针对这些病因进行处理。无法找到明确病因的话，可以在可耐受的情况下适度增加有氧运动，比如快走、骑自行车和游泳。也可以进行瑜伽等活动。家人也要给予一定的社会心理支持，让患者感到轻松、愉悦，感受到自己是被社会和家庭需要的。

20. 得了肝癌之后，还能运动吗

只要身体状况允许，是可以的。而且我们鼓励患者进行一定强度的体育锻炼。截至目前，所有试验都表明中度运动对癌症患者有显著的益处，例如疲劳和情绪苦恼减少、睡眠障碍减少、功能能力改善等。一项研究表明，有氧运动可以显著减轻疲劳。美国临床肿瘤协会（ASCO）指南建议每周进行150分钟的中度有氧运动，如快走、骑自行车或游泳，且每周额外进行2~3次的力量训练。欧洲肿瘤内科学会（ESMO）指南也推荐非恶病质癌症患者进行中等强度的身体锻炼、有氧运动和功能性抗阻训练。但也不是所有的患者都可以参

与运动，有一些患者存在运动的禁忌证，比如广泛的溶骨性骨转移、极度血小板减少、发热或活动性感染。有这些问题的患者若强行参与运动，可能会出现非常严重的后果，例如骨折、出血、严重感染等。而且癌症患者大多高龄，很多人都合并心血管疾病，若不加评估地盲目参与运动，可能会导致心血管事件的发生，比如心梗。因此，在运动前做适度的评估，是有必要的。还需要注意的是，中性粒细胞减少的患者需要避免去感染风险高的地方活动，例如公共泳池。行走项目对于大多数患者而言一般较安全。患者可在咨询医生后、无需任何正式的运动试验的情况下，开始这种运动项目。

21. 肝癌患者出院回家之后，有什么需要注意的吗

这个问题基本是每个患者出院时的必问问题了。得了癌症，在很多人看来是天大的事。不管什么分期，得了癌症的患者都格外让家属心疼，生怕回家照顾不好，让患者遭受更多的痛苦，或者让患者的肿瘤加速进展。但其实对于一般的家属来说，让患者回家之后遵医嘱继续用药，遵医嘱定期返院复查，才是最重要的事情。当然，对于喜欢吸烟饮酒的患者来说，戒烟酒也是很重要的。有研究表明，即使已经战胜肿瘤，获得长期生存，吸烟者日后患癌症的风险较高，继续吸烟者风险更高。酒精是导致肝硬化的重要原因之一，对于常常合并肝功能不全、肝硬化的肝癌患者来说，戒酒就更显得非常必要了。还有家属或许会问，可以让患者做家务吗。答案是当然可以。只要患者身体可以耐受，适度参与家务劳动，让患者感觉到自己的存在价值，有助于患者的心理健康。饮食方面，只要没有比较严重的问题，比如严重的肝功能不全和肝性脑病，完全可以在耐受的范围内选择喜欢的食物。但还是建议鼓励患者多进食富含蛋白质、维生素和膳食纤维的食物，减少脂肪摄入，进行体重管理。有一项针对癌症幸存者的研究，表明健康的膳食模式，可能有助于改善癌症幸存者预后。

22. 如何做一名合格的肝癌患者家属

这是一个涉及面很大的问题。以上的很多问题，也涉及了这个问题的回答。做一名合格的肝癌患者家属，遵医嘱是很重要的一环。如前文所述，很多患者家属会存在不相信医生、病急乱投医的情况，使得本来可以得到很好控制的肿瘤恶化。当看到家人被癌症折磨的时候，焦虑是很常见的心态。再加上就医过程困难，医院人山人海等情况，如果前往外地就医，更存在费用高、

路线不熟悉等艰难。但是尽管存在种种困难，遵医嘱治疗、遵医嘱复查，永远是对改善患者预后最重要的一环。有一个或许不是所有人都知道的事实——没有任何一名医生希望自己的患者不好。每一个医生，都希望能让自己的患者尽量长、尽量高质量地生存。

除了严格遵循医嘱，就是培养自己强大的内心。也许高昂的费用、困难的求医过程会让人压力很大，但这个时候一定要坚强起来。同样的，把这份坚强传递给患者。患癌或许会让一些人脾气性格变化很大，甚至有时候会说出伤害家人的话。这个时候更要家属内心强大，为患者提供社会支持，输送给患者坚持治疗的心理能量。没有一个人希望自己有朝一日成为癌症患者的家属，但既然自己的亲人不幸患癌，就努力做一名合格的家属，让亲人尽量得以长时间、高质量地生存。

（陈凤麟）

图书在版编目（CIP）数据

肝癌 / 邢宝才主编 . —北京：人民卫生出版社，
2023.1
（肿瘤科普百科丛书）
ISBN 978-7-117-33581-2

I. ①肝… II. ①邢… III. ①肝癌－普及读物 IV.
①R735.7-49

中国版本图书馆 CIP 数据核字（2022）第 171808 号

人卫智网	www.ipmph.com	医学教育、学术、考试、健康， 购书智慧智能综合服务平台
人卫官网	www.pmph.com	人卫官方资讯发布平台

肿瘤科普百科丛书——肝癌
Zhongliu Kepu Baike Congshu——Gan'ai

主　　编	邢宝才
出版发行	人民卫生出版社（中继线 010-59780011）
地　　址	北京市朝阳区潘家园南里 19 号
邮　　编	100021
E - mail	pmph @ pmph.com
购书热线	010-59787592　010-59787584　010-65264830
印　　刷	北京盛通印刷股份有限公司
经　　销	新华书店
开　　本	787×1092　1/16　　印张：9
字　　数	156 千字
版　　次	2023 年 1 月第 1 版
印　　次	2023 年 3 月第 1 次印刷
标准书号	ISBN 978-7-117-33581-2
定　　价	49.00 元

打击盗版举报电话：010-59787491　E-mail：WQ @ pmph.com
质量问题联系电话：010-59787234　E-mail：zhiliang @ pmph.com
数字融合服务电话：4001118166　　E-mail：zengzhi @ pmph.com